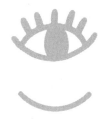

走出
双相情感障碍

LIVING AT THE SPEED OF LIGHT

· 应对躁郁生活的日常指南 ·

[英] 凯蒂·科尼贝尔 | 著　张庆 | 译
（Katie Conibear）

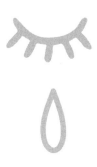

中信出版集团 | 北京

图书在版编目（CIP）数据

走出双相情感障碍：应对躁郁生活的日常指南 /
（英）凯蒂·科尼贝尔著；张庆译. -- 北京：中信出版
社，2022.7（2025.4重印）
书名原文：Living at the Speed of Light
ISBN 978-7-5217-4435-4

Ⅰ.①走… Ⅱ.①凯… ②张… Ⅲ.①情绪障碍－诊
疗 Ⅳ.① R749.4

中国版本图书馆 CIP 数据核字 (2022) 第 082615 号

走出双相情感障碍——应对躁郁生活的日常指南

著者： [英]凯蒂·科尼贝尔
译者： 张庆
出版发行：中信出版集团股份有限公司
　　　　（北京市朝阳区东三环北路 27 号嘉铭中心　邮编　100020）
承印者： 嘉业印刷（天津）有限公司

开本：880mm×1230mm　1/32　印张：7.75　　字数：136 千字
版次：2022 年 7 月第 1 版　　印次：2025 年 4 月第 6 次印刷
京权图字：01–2022–2723　　书号：ISBN 978–7–5217–4435–4
定价：58.00 元

谨以此书献给吉米，你是我人生的支柱，为我带来了光明；

也把这本书献给我的家人，感谢你们坚定的支持和爱。

「目 录」

/ 第三章 /

躁狂症和轻度躁狂症：追光而行 // 037

/ 第四章 /

抑郁症：情感过于丰富或完全麻木 // 073

/ 第五章 /

精神病：不真实的现实 // 105

　　作为美国国家青少年心境障碍专家服务项目（SAMS）的成员，《走出双相情感障碍》一书吸引了我们的注意。作为专业人员，我们在其他年轻人身上目睹过凯蒂·柯尼贝尔在这本书中描述的经历。她描写了要在正确的时间获得正确的帮助，需要解决哪些问题，还原了双相情感障碍患者最真实的生活状况，并用贴近生活、坦诚的语言讲述了她的个人经历。

　　这本书内容真实，易让读者产生共情，也容易理解，相信对刚刚被确诊为双相情感障碍的人能起到很大帮助。它能帮助患者朋友找到继续正常生活的希望；帮助家人和亲友更加了解双相情感障碍，从而更理解他们关心的人；帮助任何希望加深对双相情感障碍理解的人进一步掌握其影响，学会如何不受疾病控制，开启正常生活。

本书所讲内容真实而丰富，引人入胜，且传递了诸多知识。

凯伦·哈里斯，

高级助理心理咨询师；

罗琳·吉利斯，

执业护士；

阿迪塔·夏尔玛，

儿童和青少年精神病学临床高级讲师、荣誉顾问，

美国国家青少年心境障碍专家服务项目，

CNTW NHS 信托基金会

/ 第 一 章 /

关于双相情感障碍

26岁那年，我的生活看起来井井有条，事业有成、社交活跃、感情稳定。大家都觉得我过得顺风顺水，人生几近完美。然而在我的意识里，在属于我的现实当中，生活在分崩离析。

　　这种困扰从我十几岁时就开始了。极端情绪波动箍住了我，我最大的愿望就是打破这种情绪的束缚。几个月之前，我情绪狂躁，不受控制。我不眠不休、疯狂消费，导致负债累累。我还造成了两起车祸，做事横冲直撞。那个时候，我要么极度紧张、多话，要么暴躁、蛮不讲理。而现在，邪恶的声音在我的脑海里咆哮，尖厉地冲我喊着快结束这一切吧！我找不到出路，甚至异常冷静地想要结束自己的生命。情绪就这样逐渐开始改变。我花了很长时间去治疗我患上的疾病——双相情感障碍。经过仔细研究，我找到了一些有效的方法来应对并战胜它。

通过这本书，我希望与大家分享我过往的经历，解释什么是双相情感障碍，提出实际的治疗措施和建议，真正让大家看到这个疾病的本质。无论大家是想要更多地了解这个疾病、帮助身边人，还是减轻自己的孤独感，这本简单易懂的手册都能为你提供一些帮助。

到底什么是双相情感障碍？

双相情感障碍的标志性表现是极端低落和极端高涨的情绪发作。简单来说，就是极端的情绪波动。情绪低落时可能产生有自杀倾向的抑郁症，情绪高涨时可能产生轻躁狂或躁狂。以前曾有人把双相情感障碍叫作躁郁症。双相情感障碍很难诊断，每个患者表现出来的症状都是不同的。比如，不是所有患者都会极端狂躁、行为莽撞，或者产生妄想和幻觉。我会在第三章中解释轻躁狂和躁狂之间的区别。

下面我将通过一组数据（是的，我是数据狂魔）为大家解释，想要准确诊断双相情感障碍是多么困难的事情：

• 英国 2% 的人患有双相情感障碍（McManus 等，2016）

- 美国 4.4% 的人一生中受过双相情感障碍的影响（美国国家心理健康研究所，2017）
- 平均需要 10.5 年才能最终确诊（Ghaemi，2001）
- 双相情感障碍患者平均被误诊 3.5 次（Ghaemi，2001）

故事的开端

14 岁那年是我生活的转折点。我本是一个普通的学生，没有受过校园霸凌，学习成绩优异。家庭生活也很安稳，父母都很爱我。但是，就在那一年，我产生了严重的抑郁情绪。我开始畏惧去学校，把自己反锁在浴室里，还威胁大人要自残。这种情绪在爆发之前，已经悄然积聚了好几个月，只是我并没发现自己的变化。我变得内向起来，不明白为什么总觉得自己一无是处，生死甚至都不重要了。之后我休学了 6 个月，去看了一位我愿意对他敞开心扉的心理医生。我想要好起来，而这正是治疗的关键。

重返校园之后，一些奇怪的事发生了。我变得前所未有的自信、招摇、莽撞。大家都发现了我的变化，只有我觉得一切都还正常。我的家人们当时觉得"可能只是青春期激素分泌在作祟，应该没什么问题"。

我的状态简直到了巅峰。

18 岁高中毕业后，我去念大学，在大学里我的不正常行为真正开始展现。躁狂症的症状开始出现，我几乎不用睡觉，可以整晚参加聚会。我当时并不知道发生了什么，只是觉得有用不完的精力。这一次我身边的人都觉得我应该只是在适应大学的生活方式。

突然间，没有任何预兆，我的情绪垮了。我躲在房间里，害怕见人，无法想象要跟别人解释为什么我的情绪发生了如此巨大的变化。没有人知道为什么，我又怎么解释得了？大一那年我不得不办理休学，当时我已经抑郁到极点。

因为有躁狂症症状，我最终（很长时间之后）被诊断为双相情感障碍 I 型。下面我们来看看不同类型双相情感障碍的区别。

双相情感障碍的类型

双相情感障碍 I 型的确诊条件包括：
- 患者出现躁狂症症状（至少发作过 1 次），症状持续 1 周以上
- 患者出现抑郁症症状（并非所有人都有此症状）

双相情感障碍Ⅱ型的确诊条件包括：

• 患者人生中至少经历过一次严重抑郁
• 轻度躁狂症症状持续了一段时间

环性心境的确诊条件包括：

• 患者同时患有轻度躁狂症和抑郁症，且持续时间超过两年
• 患者症状不满足情感障碍Ⅰ型或Ⅱ型的诊断条件，但仍对患者生活产生了严重影响

还有两个相关概念需要稍作解释：

• 快速循环。这个名词有点难理解。单从字面上看，意思像是以飞快的速度蹬自行车。如果医生说你属于快速循环型，说明你的情绪状态会在间隔很短的情况下快速交替。一般来讲，如果每年出现 4 次或 4 次以上的抑郁、躁狂发作，或混合发作，就可以被认为是快速循环型情感障碍。但此种疾病目前没有被定为双相情感障碍的一个类型，仍需要更多专业研究来进一步阐明。

• 混合发作。又叫混合状态。这种情况下，躁狂症和抑郁症在极短的时间间隔内交替发作，你甚至可能感觉到它们在同时发作。混合状态非常难控制，在这种情况下让

患者保持情绪稳定是非常困难的。

确诊之前

从狂喜的浪尖到压抑的深渊，我的生活曾经历情绪的周期性剧烈波动，而我则完完全全被这些情绪控制。大学时我主修幼儿教育专业，其间，我的老师们激起了我的怒火和挑衅情绪——躁狂症或轻度躁狂症的表现。毕业前两个月，我终于在一次突然发作中愤然走出课堂。然而，不知哪里来的运气，就在冲出教室的那一天，我刚好找到了一份幼教行业的实习工作。

后来，抑郁症发作了。我第一次服用抗抑郁药物。但这些药并没能让我稳定下来，相反，药物作用下我开始觉得自己无所不能，就像超人一样。我说服自己，一切都已经恢复正常，并停止了服药。

抗抑郁药物有时会带来躁狂症或轻度躁狂症发作这类副作用。如果此类情况出现，最好向医生咨询，在医生的监督下停药并观察躁狂症或轻度躁狂症症状是否还在持续。这种方法可以从侧面判断你是否患有双相情感障碍。抗抑郁药物和其他诸如心境稳定剂的药物一同使用，可以治疗双相情感障碍。下一章我将进一步介绍不同类型药物的具体效用。

我认真谈过两段恋爱，都因为同样的理由结束：对方不能接受我的情绪时常发生变化，仿佛永远不知道他要面对的是哪一个凯蒂。

这些失败的感情经历让我逐渐相信自己是一个破碎的人，本质上存在缺陷，永远都无法获得幸福。后来我遇到了吉米，而且马上和他擦出了火花。无论当时还是现在，他都有能力让我平静下来。面对我偶尔出现的古怪行为，他也不会过度反应。后来我们住到了一起，我也开始在地方政府担任家庭社工，专为儿童提供服务。我对这份工作和为他人服务充满了热情。

大家都说我那时看上去很开心和满足，但事实上我的内心很煎熬。医生也不明白为什么我的身体健康状况越来越差，为什么我一次又一次因为抑郁和身体透支来找他。家人和朋友们都问我："你怎么总是这么疲惫，你才20多岁呀？！"

事实证明，双相情感障碍等精神疾病和身体健康状况存在相互影响的关系。双相情感障碍患者有时会感到精疲力竭或者精力燃烧殆尽，身体会被拉垮。太过抑郁易导致饮食和睡眠状态不佳；躁狂或轻躁狂会让我们不想吃饭或休息。无论哪种情况，我们都不能好好照顾自己的身体。吃饭和睡觉是十分重要的，能帮助我们保持身体健康、恢复状态。患上精神疾病后，免疫系统容易受影响，我们也更容易生病。

那些声音

脑海里的声音不断变大，侵略性越来越强。这是精神病的征兆，也是双相情感障碍的症状，但当时我还不了解什么是双相情感障碍。我感到这回情况不太妙，但又不想承认。当抑郁来袭，我就躲到床上，祈求这些声音快点消失。有时极端情绪使我变得更冲动、更莽撞，让我突然自信心爆棚，肾上腺素飙升。这种情绪成为我生命中的一部分，一旦消失，我便开始思念它们。

这段经历最终把我推向了人生谷底。我不得不辞掉心爱的工作，甚至还产生了自杀的念头。那时我感到人生已经走完了一轮，仿佛又回到了身陷恐惧的 14 岁。我花了超过 10 年时间和情绪抗争，已经太累了，感觉再也看不到任何答案和希望。

双相情感障碍从何而来？

目前尚未有对双相情感障碍成因的准确解释。一些因素同时出现，可能会增加双相情感障碍的患病概率。研究显示，相关因素涉及生理、环境和社会层面。双相情感障碍患者应该可以从过往经历中发现受到过以下一个或多个因素的影响。

童年创伤

一些医学专家认为童年时期经受的创伤很可能导致未来患上双相情感障碍。这些创伤包括：

- 身体虐待
- 性虐待
- 情绪虐待
- 被忽略
- 丧亲
- 其他造成创伤的事件

情绪虐待对儿童的影响尤为严重，其影响可以延续到成年以后。专家认为这种影响可能会演变为双相情感障碍。研究显示，童年创伤会影响我们处理情绪的方式。童年时期有过痛苦经历的人，可能更难调节或控制自己的情绪。

生活压力

每个人都有感到压力大的时候，对一些人来说，过往的一段生活压力可能成为他们患上双相情感障碍的源头。这些压力包括意外丧亲、遭遇事故、失恋分手，或者贫困潦倒等。为什么有些人会因为压力患上双相情感障碍，而另一些人不会？一个可能的原因是，脑化学或基因遗传导致一部分人更易患上此病。

脑化学

神经递质是大脑中的信使，负责传递各种化学物质。但是人类的大脑无比复杂和深奥，没有人能清楚解释神经递质到底是如何起作用的。鉴于精神药物可用来治疗双相情感障碍，且大多数接受这类治疗的患者的症状都有了明显的好转，一种假设是双相情感障碍患者脑内的神经递质不能正常工作。但神经递质传导错误到底是患病的原因，还是只是其中一个症状，脑科学家仍在不断探索大脑运转的机理，相信在不远的将来我们一定能得到一个清楚的解释！

基因遗传

双相情感障碍患者的家族中很可能有该病的患者。有人说双相情感障碍具有家族遗传特性，即使未经诊断，患者的某位家庭成员也可能曾察觉到相关症状，就像我的父亲坚信他的生母患有双相情感障碍。我父亲小时候被人领养，我没有见过他的生母，但父亲被收养，很可能是因为她有相关症状。时间回到 20 世纪 50 年代，那时很少有人被诊断为精神疾病患者，大家都不太了解，所以很可能忽视了祖母的症状。尽管一个家族中可能有多人患有双相情感障碍，但目前研究尚未证实遗传基因的存在，遗传关系只存在于众多家庭口口相传的故事里。

我患上双相情感障碍，完全是生理上的原因，我认为是脑化学和基因遗传这两个因素综合作用的结果。我并没有经历过任何童年创伤，尽管童年生活也有压力，但是我认为这种压力不会大到导致我患上双相情感障碍。每个人都是独立的个体，我们的经历不同，造成精神疾病的原因也不尽相同。

如何被确诊为双相情感障碍？

社区全科医生或者家庭医生不能做出双相情感障碍的诊断，他们可以提示你表现出了相关症状，但不能下正式诊断或为你治疗。患上双相情感障碍，需要到正规医院的精神科接受治疗，精神科医生专门负责诊断和治疗精神疾病，他们的专业知识和经验是家庭医生所不具备的。

预约精神科医生，也可以要求其他科室医生、治疗师、社工或心理咨询师为你转诊至精神科。

评估

诊断前，你需要接受精神疾病的评估。

评估前，医生可能会给你布置如下的"作业"：

• 每天写情绪日记或者填写情绪记录卡，帮助医生了解你目前是否正在经历严重的情绪波动。

• 相关症状第一次出现时，记录在发病时间表上，帮助精神科医生了解躁狂症、轻度躁狂症或抑郁症的发生次数。

• 记录下你想说或想解释的内容，带着这些记录去就医。

评估过程中，精神科医生会跟你沟通日记内容和发病时间，以便更全面地掌握你的情绪和它们对日常生活的影响。医生可能会问一些稍显尴尬或比较私人的问题，比如是否吸毒或酗酒、性生活情况、经济状况和感情关系，他们问到的事项都可能受双相情感障碍的影响。

为了帮助精神科医生更全面地掌握你的行为特征，不妨带一位与你关系密切的亲属或朋友一同接受评估。切记，一定是你信任并且非常了解你的人。我是在母亲的陪同下去完成评估的。我从 14 岁开始出现双相情感障碍症状，母亲对我的病情最为了解。陪你去接受评估的人不一定了解双相情感障碍，他们在场是为了告诉医生你曾在什么时候变得异常沮丧，又在什么时候行为变得怪异。精神科医生可能会问他们一些关于你的问题，要是他们当着你的面讨论你，可千万不要介意！

　　根据所有关于你的情况的描述，精神科医生可能在完成评估后当时就做出诊断，或者几天后通过邮件或电话告知诊断结果。这类问诊经历会花比较长的时间（我用了两个小时），并且十分耗费心力。如果你感觉难以承受，记得跟公司或学校请假，把后面的时间也空出来。每个经历过如此高强度问诊的人都应该好好犒赏自己一番！

当我怀疑自己有双相情感障碍时，该如何就医？

写情绪日记

　　我最大的遗憾就是没能在就医之前写一本情绪日记。一本记录了几个月来情绪的日记能帮助医生更全面地了解你的困扰和情绪波动的剧烈程度。三言两语很难讲清楚情绪对生活的影响，而情绪日记可以原原本本地展示你生活的样子。也许你觉得2~3个月的准备时间太长了，请相信我，相比等待3年甚至更久才得到确诊，这几个月的准备是值得的。日记篇幅不用很长，用几个重点概括当天的情绪即可，而且简短的表达也方便医生阅读。

要求二次问诊

大多数医生在手术前会给伴有其他病症或需求复杂的患者提供二次问诊的机会。要知道医生的问诊时间平均只有10分钟，这对于精神不适且语言表达困难的患者而言，实在是太过仓促。而且在时间压力下，患者甚至想不起来到底该说什么。准确表达情绪是确诊的重要前提。

写下你想说的话

精神不适可能会导致健忘和焦虑，我们可能因此无法完整表达自己。但是双相情感障碍又只能依靠语言来描述，没有办法直观展示给医生看。就医之前可以把想要告诉医生的话写下来，这样你会更清楚要跟医生说些什么以及需要强调的问题有哪些。问诊的时候带上你的笔记，如果忘了该说什么就看一眼。万一因为太过焦虑或沮丧，你觉得自己没办法阐述清楚，把笔记交给医生让他直接阅读也是可以的。

在他人的陪伴下就医

问诊时有伴侣、家人或好友的陪伴，能为你减轻些压力。熟悉自己并且了解自己病情的人陪在身边，不但能给予你精神上的支持，还能向医生证明你的病情。若是他们告诉医生确实目睹过你的极端情绪和异常行为，医生在诊断时也会更加仔细。他们的意见是你对自己病情描述的补充，比如你的情绪和行为对身边人的影响。

敢于表达

这一点很难做到，在我看来却是十分重要的。你清楚自己的感受，清楚这些症状如何影响了你，那么你就必须清楚地表达出来。许多双相情感障碍患者在确诊之前，都有过被误诊为抑郁症或焦虑症的经历。在短短的问诊时间内，医生很可能会判断你患上了抑郁症，因为它更容易理解，也更常见。如果你认为困扰你的症状不仅是抑郁，还有轻躁狂、躁狂或其他精神疾病症状，你需要把这些都告诉医生。敢于表达不等于咄咄逼人或者挑衅，而是在阐述自己想法的时候要有自信并且能讲清楚。

　　一个好医生会耐心与你沟通，检查病史中精神疾病相关的记录，这些信息有助于判断你是否存在患上双相情感障碍的可能。

/ 第 二 章 /

确诊之后怎么办？

确诊为双相情感障碍虽然不能解决所有问题，但至少证明我没有缺陷，而是生病了。双相情感障碍的诊断过程艰难且令人不知所措。你会变得敏感，甚至极其脆弱，这段时间最好身边有人陪伴着你。我的建议是，不要向最亲近的人隐瞒你患有双相情感障碍的事实，坦白对你而言可能并不容易，但是我相信他们一定愿意陪在你身边。

2012 年 12 月 13 日上午 10 点——人生的转折点，我被确诊为双相情感障碍 Ⅰ 型。我的心情复杂极了。我到正规医院接受了精神科医生的评估，精神科医生让我带上过去的日记，花了两个小时跟我一起回忆从少年时期第一次抑郁症发作至今所有的情绪变化。我从 2000 年开始记日记，里面的内容清楚展示了明显的抑郁症和躁狂症交替发作。我坐在一间单调乏味的诊室里接受评估，那是典型的 NHS（英国国家医疗服务体系）多人用办公室，毫无特色可言，难以相信决定我人生的重大事件之一就发生在这里。

整个问诊过程中最让我难以消化的部分是诊断结果的确定性。多年以来，我一直挣扎在自己飘忽不定的行为和一次又一次痛苦的抑郁症发作之中，甚至开始接受"这就是我"。箍住我的极端情绪恶性循环改变着我的信念和人际关系，而我必须不断改变自己，重新开始。我已经开始接受自己无药可救，没有人能解释我那些日渐怪异而荒唐的举动。

我看过太多的医生，听过太多的意见和治疗方案，包括两次认知行为治疗方案，吃过抗抑郁药、西酞普兰和氟西汀。为了证明病因是生理性的，我不知道抽过多少次血，但最终结果都是阴性或无异常。由于体能经常突然下降，每隔一段时间就有人说我其实得的是慢性疲劳综合征。还有一些医生认为只要稍作改变就能解决所有问题，或者通过调整心态就能让生活变得稳定。关键在于，如果我有能力改变我的情绪，又何尝不想改呢？

"你有没有试过限制饮食？"

"你的锻炼是否充足？"

"睡前泡个澡，喝点热水，再读本好书，你会感觉轻松许多。"

要不是这些方法都无效，我怎么会来看医生呢？给明显处于挣扎之中的患者提供以上建议是很不尊重人甚至是有危险的。这么多年来，我曾经在突然大哭或者彻底的恼怒失控之后去看医生，但听到的是同样的问题和建议。一个又一个医生紧皱的眉头和困惑的表情只能加剧我心头的困扰。所以不难想象，真正得到确诊时，我有多么震惊！

确诊之后我哭了。解脱、担心和愤怒一股脑地涌上心头。我解脱了，因为终于可以向前走，不用再等着去看病，结论已经产生。终于有人不仅能听我说话，还能肯定地回答我对病情的疑问，并且理解我吃过的苦。

担心是因为未来。我的病情无法快速好转，我需要适应这个有可能伴随我一生的疾病。我很担心它对我的伴侣、家人和朋友的影响。最后是愤怒，因为精神科医生告诉我"双相情感障碍患者通常需要花 10 年时间才能被确诊"。

离开医院的时候我在想，过去 13 年里哪怕有一个医生主动多问几个问题，我的病也不会被耽误到今天，哪怕问一问我是否经历过极端情绪波动或者过去是否有过出格的行为。这些问题最多占用他们 5 分钟时间。

经历了 13 年的痛苦和煎熬，最终我在 27 岁时被确诊，这一切都让我无比气愤。我挣扎着度过了一次又一次可怕的抑郁症发作，浪费了一年又一年的时光。躁狂症发作时的失控行为，又让我无数次地自我毁灭，导致我破产、负债和失业。我想对过去误诊过我的医生们怒吼，必须有人为我这十几年来错过的一切负责。然而，这根本不可能。大多数双相情感障碍患者都经历过这一切，我只能释怀。为了恢复精神和身体健康，我必须释怀。

怒火熄灭之后，我终于意识到贴在我身上的标签可以解释那些怪异的行为，可以让我的伴侣、家人和朋友明白我为什么有时会做出出格的举动。他们不但没有被这个标签吓退，反而愿意更多地了解双相情感障碍。我曾经担心家人和朋友们会因此担惊受怕，但事实并非如此。看到他们的反应，我更加自信地把病情告诉给了更多人。当有人问起我为什么不工作或者为什么生病时，我都能坦然地告诉他们真相。

被贴标签是一种解脱。我不再因为明明知道自己病了，却由于不清楚病因而被压得喘不过气。当出现自杀倾向或者情绪神奇地恢复稳定时，我有理由证明自己不是在博眼球。知识是我的盟友，通过不断学习，我可以掌握应对双相情感障碍和减轻痛苦的方法。

每个人接受新事物的能力是不同的。刚被确诊的冲击力不亚于丧亲，得知自己要一生和疾病共存可能会彻底压垮你。疾病对生活的影响不可估量。你要做的是好好照顾自己，让时间帮助你接受这个结果。你必须记住，只有自己最了解自己。尽可能多地跟精神科医生请教关于双相情感障碍的一切，利用这些知识选择最合适的治疗方案。好的精神科医生会和你沟通所有治疗方案，详细为你分析每个方案的利弊。但是医生只是医学专家，最后做决定的人永远是你。

最终，我找到了对我有用的一些药物，开始迎来情绪稳定的时光。

我们可能需要吃药

首先我要跟大家说明，我不是医生。下文提到的药物可以用于治疗双相情感障碍，并且经过了专业医生的审核。但还是请大家注意，本书介绍的信息不能取代医生的专业建议和治疗。

锂

锂是一种需要长期服用的药物，用于减轻躁狂症、抑郁症的症状和自杀倾向。锂对身体有很大的副作用。服用锂的话，你需要定期抽血化验，还需要体检（有点像客户管理或者是给车做保养）。一旦用量错误，锂会对身体健康造成不良影响，所以定期复查是非常重要的。

抗精神病药物

严重躁狂症或抑郁症发作时，如果产生精神病性症状，例如听到或看到并不真实存在的东西（幻觉），或产生疯狂的想法（妄想），医生可能会开具抗精神病药物。如果你并没有精神病性症状，但医生还是给你开了这些药物，完全不用惊慌，这些药物的副作用很小。如果你曾经对其他药物产生不良反应，很可能医生会给你开这些药。英国国立临床规范研究所（NICE）提供了双相情感障碍患者的治疗指南并给出了如下药物治疗建议：

- 利培酮
- 奥氮平
- 奎硫平
- 氟哌啶醇

如果使用单一抗精神病药物效果不佳，我们还有其他选择，比如可以同时使用锂和抗精神病药物。但需要注意，使用锂进行治疗时，必须定期复查。

抗惊厥药物

不要被它们的名字吓到。抗惊厥药物经常作为心境稳定剂用于治疗双相情感障碍。如果锂的治疗效果不佳或不适合你，抗惊厥药物不失为另一种选择。但是孕期服用易产生副作用，所以针对孕妇，医生将提供其他治疗方案。英国国立临床规范研究所建议将以下三种药物用于治疗双相情感障碍：

- 拉米克妥
- 卡马西平
- 丙戊酸钠

抗抑郁药物

前文曾提到过，抗抑郁药物可能会引起轻度躁狂症或躁狂症发作。但某些条件下，服用抗抑郁药物仍可能成为一种治疗方案。治疗双相情感障碍时，抗抑郁药物起到选择性五羟色胺再摄取抑制剂（SSRI）的作用，可与上文提到的几种药物一同服用。

记得谨遵医嘱，按量服药，千万不要突然停药！停药是非常危险的，可能造成严重的不良反应。我记性非常差（这也是双相情感障碍的一个典型表现，后文再做阐释），经常忘了吃药，总是隔一天吃一次。如此一来，不但药物不能发挥功效，我还经常感到身体难受和疲惫不堪。那么，大家要如何提醒自己按时吃药呢？

- 设置手机闹钟，每天定时提醒。

- 在手机上下载提醒你吃药的软件。

- 买一个分格药盒，放好一周的量，如果你经常忘了是否已经吃过药，药盒会提醒你！

- 跟医生沟通最佳服药时间，可能早晨或晚上一次性服用所有药物是最有效的。用药前一定与医生沟通清楚，否则有些药物会让你感到乏力或者精神亢奋。

酒精 = 负面影响

大家应该都看到过药品说明上的提示："服用本药物期间不宜饮酒。"

既然药商这么写了，说明是有道理的。应该有很多人读完这些提示之后觉得，算了吧，我才不会戒酒！我们都觉得自己是例外，不会有问题，这些提示就是在吓唬人。但是在服用治疗双相情感障碍的药物期间，毫不夸张地说，喝酒会产生毁灭性影响。相信我，我是过来人。

简单来说，酒精会抵消药物作用。一位精神科医生听到我每周的饮酒量之后告诉我："你干脆别再吃药了。"

酒精会导致抑郁，所以通常周末大量喝酒之后，我都感觉十分低落，出虚汗，没有任何动力，陷入绝望和孤独。有时甚至连续几周都有这种感觉，并最终造成抑郁、轻躁狂或躁狂。关于喝酒，我的一点忠告是，靠酒精获得快乐实在是得不偿失。

寻找适合你的心理咨询

有一些心理咨询在治疗双相情感障碍方面颇有成效。比如，抑郁症发作时可以接受谈话治疗，帮助转变负面思维模式。但是当躁狂症或轻度躁狂症发作时，一般不适宜进行心理咨询，因为当你处于兴奋状态、感觉不到异常时，其实是没有必要做心理咨询的。医生可能会先给你开药，之后再安排心理咨询。心理咨询的效果因人而异，比如我就不是很适合认知行为疗法，但是每个人是不一样的，对我不起作用的治疗可能对你有用。

团体或个人心理咨询

医生可能会推荐你参加心理医生或咨询师的团体治疗或一对一治疗。具体形式取决于你所处地方的政府或医院的预算、个体咨询的等候时间，以及你和精神科医生共同商定的有效治疗方法。能够结识跟你患上相同疾病的病友是团体咨询的附加优势。如果你刚刚确诊，认识其他患者能让你感觉不那么孤立无援。与人分享故事、经验和建议，甚至和心理咨询本身一样重要。但是，如果你觉得参加团体咨询压力太大，那么你可能更适合一对一咨询。你也许觉得一对一咨询更易集中精力，可以说一些不方便与小组一起分享的话题。

认知行为疗法

认知行为疗法是聚焦于思想和感受如何影响行为的一种谈话疗法。它主要针对负面思维模式，是一种帮你找到改变思维、脱离负面思维模式的方法。

人际关系治疗

与关注思维模式影响的认知行为疗法不同，人际关系治疗关注人际关系对情绪和行为的影响，以及双相情感障碍对人际关系造成的负面影响。

个人或团体心理教育——预防复发

在专业心理咨询师的带领下，这种心理咨询能帮你掌握如何预防病情复发，告诉你有效的预防手段和双相情感障碍产生的诱因。无论团体治疗还是个人治疗，这种咨询方式可以帮你更加了解双相情感障碍，并更好地应对它。

认知行为伴侣疗法

考虑到双相情感障碍会影响你和伴侣之间的感情，伴侣治疗也不失为一种尝试。伴侣治疗可以解决由患者认知行为造成的情感问题，让我们的另一半更好地理解双相情感障碍。

家庭疗法

与伴侣疗法类似，这种治疗将以家庭为单位开展，建立沟通的渠道，家人们共同学习各种认知行为特点。

危急事件该如何处理？

危急事件是指抑郁症、轻度躁狂症或躁狂症的发作令你感到极度不适，可能会引起自杀情绪，产生伤害自己的想法，甚至试图结束生命。你可能无法从躁狂状态中冷静下来，或是持续处于抑郁状态，治疗也不起作用。这种情况下，你需要紧急援助。以下是出现危急事件时你可以做的几件事：

- 去附近医院的急诊科就诊。
- 寻求社区家庭援助，例如危机处理和家庭治疗团队。
- 要求精神科医生让你住院接受治疗。

如果你觉得自己已经不能完成上述几件事，在危急事件发生时请拨打电话求援。

承认需要住院治疗

为了保障安全，某些情况下住院是最好的选择。比如处在自我伤害或计划自杀的情绪中，产生了严重的自我伤害倾向时，住在家里既不能保证安全也无法获得合适的治疗，这时便可以选择住院；若当前治疗不见效果，需要更密切的观察，也应选择住院；另外，如果躁狂或轻躁狂情绪可能造成危险，或者发现自己处于可能伤害自己或他人的危险情况中时，住院也许都是最佳的选择。

承认自己可能要住院治疗需要下很大的决心，未来不甚光明，未知的体验可能会让你感到害怕和焦虑。住院有好的方面，也有坏的方面，在决定之前最好和你信任的人全面讨论一下。

住院的好处

- 医院可以提供各种心理咨询和药物治疗。
- 改变生活方式。离开生活、工作和家庭中的压力，借此机会重新开始。
- 可以获得专业的护理（家里没有这种条件）。
- 疾病会让你很难保持正常的生活。住院能够保证每天规律的生活。
- 保证我们不会独自一人，不会发生生病时独自在家的情况。

住院的坏处

- 规划太严密的生活，意味着无法想做什么就做什么。
- 有可能会无聊，或者不愿意参与医院安排的活动。
- 亲人和朋友不能随时来探望你，你也不能随时离开。
- 一些医院的病房是不同科室混住的，你可能会不习惯。
- 在英国，按照《精神卫生法》（1983），你可能会被要求入院，也叫强制住院。这种情况下，医院可以在不征求你意

见的前提下，强制开展治疗。如果你在发病时要求出院，可能
还会触犯法律。

• 医院床位不足，这种情况在英国尤为严重，你可能要住到
离家很远的医院去。

对我而言，住院不是一个好的选择。我在抑郁症非常严重的
时候，曾跟家人、伴侣和精神科医生提起过住院治疗。尽管我曾
经产生过自杀情绪，而且抑郁症症状持续的时间很长，但在内心
深处，我还是不愿意住院。一方面，我觉得确实需要脱离每天的
常规生活。单调的日常生活对我没有任何帮助，我感觉自己成了
伴侣和家人的累赘。但另一方面，我又十分顽固，不愿意按照别
人说的做。比如我曾经参加过一次童子军训练，当时我就在想：
"为什么大家都在指挥我做事情？这和上学有什么区别！"

我无法忍受别人让我做什么就做什么，也不喜欢有组织的
活动。让我服从命令的结果就是我会反抗。我离开童子军训练
后就再也没有回去，一个勋章都没拿到。我知道住院之后，肯
定少不了有组织的活动，医生一定会鼓励我参与。我的性格势
必与这些安排格格不入，这让我最终厌恶住院治疗。住院也许
并不适合所有人，但对一些人而言，可能的确是非常有效的选
择。每个人都不一样，我们在困难时寻求的治疗方法也不会只
有一种，最重要的衡量标准是能够保障你的安全。如果住院可

以保障安全，或者你或你的爱人觉得居家生活无法再保障你的安全，那住院就可能是最佳选择。

病情终会好转

我在 2015 年和吉米结婚了。吉米能够体谅我、照顾我，是我生命里最大的支柱。我真的很幸运，找到了一位能够以平常心对待我的疾病，不受疾病的影响、看到我的本质的伴侣。在他的支持下，我开始正视自己的病情。

我开始写博客，取名为"失败的情绪"，记录患上双相情感障碍的过程，写博客的过程让我感到非常治愈。我还因此成了自己梦寐以求的自由职业作家。我并不畏惧与他人坦诚相待，而且我从家人、朋友和陌生人身上都收获了非常多的帮助。

尽管我不能全职写作，但写作让我重新找到了奋斗的目标。我意识到尽管我需要改变生活方式，但这不妨碍我好好生活。双相情感障碍不能控制我，我的人生不能被疾病困住。

双相情感障碍会伴随人的一生，但只要接受正确的治疗，这种疾病是可以被控制的。到现在为止，我还必须面对严重的躁狂症和抑郁症爆发。但是我一直在不断加深对双相情感障碍的理解，努力去控制它。我不再害怕也不再感觉被孤立，未来掌握在我自己手中，并且一定会更好。

/ 第三章 /

躁狂症和轻度躁狂症：
追光而行

"很遗憾听到这个消息，但你怎么会有双相情感障碍呢？你的脾气很好啊！"

和一个刚刚认识一小时的朋友聊天时，她发出如此感叹。她的意思应该是，我看起来太温和了，不可能患有躁狂症。

"我肯定不会突然攻击你，或者在大街上大闹，双相情感障碍患者在你看来是不是这个样子？"

我从不掩饰患有双相情感障碍，并且对这种对话已经习惯了，早已准备好一套可以随时作答。

我不同意双相情感障碍，或者更具体一点，躁狂症会把人变坏的观点。正相反，躁狂症让我更受欢迎，成了社交活动的中心。我想跟每个人聊天，大家也愿意跟我聊。我并没有因此黑化。当然，躁狂症也有朝另一面发展的时候，我会突然发作，跟最亲近的人大发脾气。但这并不会让我成为穷凶极恶之人。我常说异常行为背后的原因不是我胡乱作为的借口，而是与人解释的理由。该道歉时我一定会道歉，不会拿双相情感障碍当借口。

我习惯用"坏掉的开关"来形容躁狂症。开关打开，眼前是一只光溜溜的发出刺眼光芒的灯泡，周围都没有灯罩，没有人能直视它。你想关上灯，但开关坏了，只能开不能关，灯光无法熄灭，直到你修好开关。

我感觉自己在追光而行，视线里是一道道光线，它们飞快地略过，仿佛永无止境。我的大脑里在进行一场永不知疲倦的赛跑，有太多事可做，有太多经历可以体验。一个想法刚出现，就马上被另一个想法取代，然后又是一个新的想法，如此往复。脑海里的光线感觉如此真实，仿佛一伸手就能碰到。

对我来说，躁狂症是：

- 鲁莽而危险的驾驶经历
- 超出能力范围的乱花钱
- 毫无理由地对所有人和事发怒
- 相信我能统治世界，无所不能
- 妄想有人跟踪我，跟我耳语
- 幻听到让我自信心爆棚的话语

到底什么是躁狂症？

躁狂症主要有两个类型：躁狂症和轻度躁狂症。

轻度躁狂症最初表现为说话的速度变得非常快，听者很难跟上说的内容。患者对睡眠和食物的需求变低，想法变得不受控制，并且不断涌现。轻度躁狂症尽管没有躁狂症那么极端，但它的伤害性和自我毁灭能力与躁狂症不相上下。

躁狂症会破坏判断力，让人做出冲动的行为。躁狂症最严重的负面影响是让人彻底失控，置自己于危险境地，还会产生妄想（相信关于你自己或其他人的疯狂想法）或幻觉（看见、听见或感觉到并不真实存在的事物）。

躁狂症和轻度躁狂症可能伴随抑郁症一起出现，这种现象被称为混合性情感发作。

双相情感障碍Ⅰ型患者更容易患上躁狂症，双相情感障碍Ⅱ型患者大部分患上的是轻度躁狂症。

躁狂症和轻度躁狂症绝不仅仅是会让你感觉特别开心，这一点必须牢记。躁狂症十分狡猾，它会在你没有觉察的时候鬼鬼祟祟地找上你。你觉得自己做事很有效率、心情愉悦，几周之后可能会发现这是因为躁狂症发作了。日常生活中，双相情感障碍患者很容易出现情绪管理失当。

　　如果不加以干预和治疗，轻度躁狂症很可能会恶化，等待你的将是躁狂症的旋涡。躁狂症不会永远只表现出好的一面，你不可能永远快乐地站在聚光灯下。躁狂症和严重的抑郁症一样，可以毁掉一个人甚至威胁生命。躁狂症是更加醒目、声音更加洪亮的轻度躁狂症，以至于感官无法承受。

是心情好还是轻躁狂？

　　我一直在努力分辨心情好和轻度躁狂症早期阶段的差异。

　　曾经，当我处于轻躁狂状态时，家人和朋友认为我只是单纯的快乐，看起来心情不错。他们不知道的是，我在持续燃烧自己，就像那只开关坏掉的灯泡。这种情绪其实是很危险的，用之不竭的能量推动我做更多事情，大脑极度活跃，以至于我没法睡觉或吃饭，必须用行动和兴奋感来满足它。

　　轻度躁狂症是较为缓和的躁狂症。你拥有无限的自信，一刻也不愿意休息，跃跃欲试，想马上开展梦寐以求的新项目。心情好和轻躁狂对外人甚至患者自己而言都极难区分。

　　轻躁狂可能会让人很生气。试想一下凌晨 3 点，你想睡觉，身体却怎么躺都不舒服，感觉永远无法安稳入睡。头脑里积累的压力越来越多，却没有释放的途径，我感觉自己处于崩溃大叫的边缘。轻度躁狂症绝对不是心情好。

躁狂症引发的冲动之旅

每当我需要给新认识的朋友解释躁狂症时，都会提到一次日本旅行。这次旅行体现了躁狂症的诸多特点，我会在本章详细说明。这是一次一个人的旅行，我在冲动之下购买了机票并预订了昂贵的酒店。

夜晚我走在东京新宿区的街头，街区灯火通明，四周充斥着撩动感官的图像和绘画。街上人头攒动，地铁、商场和摩天大楼的入口处拥挤着各色人群。我看到的一切都是躁狂症在我脑中的反应。城市释放的生机令我无比兴奋，成了我的养料。直至凌晨，我都在外面闲逛，寻找有意思的酒吧进去喝酒聊天。我和陌生人彻夜狂欢，完全没有想过后果。我所有的行为最终都体现在信用卡上——酒店、旅费、酒吧、给亲戚朋友的礼物。

我还尝试了角色扮演，每天都装成不一样的人。第一天，我是普通游客，按照计划前往京都或富士山等周边地区旅行；第二天，我就变成了全身穿着可爱服饰的追星少女，改变路线去吉卜力美术馆参观伟大的动漫。晚上我喜欢去一些有趣的地方，最后再到卡拉 OK 唱个过瘾。我总能找到人聊天，躁狂症发作让聊天变得异常轻松，放在平时这是绝对不可能的。我从酒吧约男人回酒店，当时我的男朋友在英国，但是我就是想这么做。躁狂症影响了我的判断力，我无法正常评估做一件事的利弊，潜意识里也没有闪亮的用大写字母写着"NO"的霓虹灯牌！

　　一天傍晚，我买了瓶山崎威士忌，在房间一边欣赏落日，一边喝完了整瓶酒。其间，我产生了幻听，边喝酒还边与这些声音对话。这些声音很大，很有攻击性，但是我并不在意。

躁狂的积极影响：精力无限

　　尽管躁狂症和轻度躁狂症在每个人身上的表现都不同，我还是想利用本章介绍一些这两种疾病患者共同的行为和习惯。我先讲好的方面，毕竟应该没有人喜欢先听坏消息吧。

创造力

　　创造力、高效率以及无尽的新想法！躁狂症发作为我带来了灵感，就好像灯泡突然被点亮。

　　创造力可以体现在多个方面：

- 写小说的冲动（并且相信它一定能成为畅销书）。
- 有艺术天分的人想马上拿出画笔和颜料开始创作。

• 有商业头脑的人借此机会酝酿出新的创业项目。

听上去都十分美好，对不对？我也确实在躁狂症和轻度躁狂症发作期间产生过最棒的灵感，实现过最高的办事效率。

上述场景并不相互排斥，我曾在躁狂症发作时，同时产生以上所有想法。大脑充满了前所未见，并且很可能永远不会再出现的金点子。躁狂症能让你获得高度的自信心和自尊感。当这些都表现为创造力时，新的想法会喷涌而出。但是，我必须一遍遍强调：你不会因此突然就变成天才。如果真的变成天才，这当然很神奇，但并非所有人都是史蒂芬·弗雷（英国影视演员、编剧、制作人和导演）。大多数情况下，这种创造力会压得人喘不过气。

躁狂症的触角无处不在。那些新的想法会逐渐控制你，直到你不能集中注意力或思考其他事情，彻底为这些新想法疯狂。我曾经连续好几天没日没夜地趴在电脑前写小说，还曾经 3 天没有合眼，就为了把盘旋于头脑中的想法写下来。我就像个卡通人物，大家能够看到我在思考时大脑里转动的齿轮。创造力还有可能被扭曲成或演化出不同寻常的想法。我在 20 岁出头的时候，曾经觉得自己找到了时间旅行的公式。这可能是妄想症的表现，也说明当时的妄想表现为了创造力。

躁狂症引发的创造力存在一个很大的问题，那就是当躁狂表现消失后，创造力也会随之离去。于我而言，这意味着生活里留下了很多没有完成的作品。没有了创造力的火花，我很难找回之前的思路。不能把这种感觉变回来实在令人心有不甘。要是有办法储存这些创造力和行动力，卖掉它们一定能大赚一笔。

自信心

轻度躁狂症和躁狂症带来的另一个正面影响是自信心暴增。你思考的速度比其他人更快、更敏锐，身边的世界仿佛在慢速播放，所有人思考问题像蜗牛一样慢。

想象你和朋友们坐在街边的咖啡厅闲聊，他们的对话速度慢得难以置信，坐在那里安静地聆听对你来说实在是种煎熬。你有话要说，而且你想说的内容比正在谈论的话题更加重要。终于，你开始滔滔不绝地讲了起来。但是，要说的内容太多了，你的思绪开始混乱，话也说不清楚，嘴上说的同时头脑里已经又冒出两三个新观点。你毫不在乎没人能插上话。你的观点是最重要的，你能发声才是关键。

在自信心的驱使下你愿意尝试新事物，争取升职机会或者申请新工作。犹豫不决再与你无关。一个名叫"躁狂症"的小家伙坐在你的肩头，不停地告诉你"去争取"！你变得敢于与他人正面争锋，在工作和生活中都更加强势。和创造力一样，这种自信心也是躁狂症带来的积极影响。

然而，自信也要有尺度，对于不了解你病情的人而言，太过自信就是傲慢无礼。那位叫作"躁狂症"的小家伙有时通过向你灌输自信，让你变得膨胀，以至于觉得自己是世界上最聪明、最有魅力和最富才华的人。所有人，除你之外的每一个人，都比不上你。其他人是愚蠢的，他们的想法完全不重要，要是他们和你的意见不一致，错的肯定是他们。如此这般，你的傲慢会让爱人和同事都不愿与你沟通，在他们看来，你就是个不折不扣的混球。

能量

拥有无限能量的感觉太神奇了，仿佛一股不知从何而来的能量突然爆发，源源不断地向你涌来。

这股能量可能产生的影响包括：

- 超负荷工作
- 做很多平时没有时间做的奇怪活动
- 重新粉刷过家里每一面墙之后，还有精神去玩个通宵

即使已经疲惫不堪，你也不想停下来。你对仪表盘上亮起的警告灯视而不见，身体所剩的能量不足以继续支撑住你，就

像没油的汽车最后发出隆隆几声之后就再也开不动了，但你好像不受任何影响，仍在前行——你的能量似乎永远不会枯竭。

刚上大学的时候，我处在躁狂症发作阶段。我想要体验一切。大一第一学期时，我感到精力无限，每天早上4点起床去咖啡店打工，5点到火车站打工。工作结束后去学校上课，之后回到寝室疯狂写作。晚上，我会去夜店、酒吧、俱乐部参加聚会，一直玩到凌晨两三点再跑回宿舍，睡不了多长时间就又要去工作。这样的生活持续了几个月之久。在我快到20岁和20岁以后的数年里，这样的事情还发生过很多次。大家都有精神亢奋到可以不停工作的时候，但这样的日子最多维持几天。双相情感障碍的不同之处是，它带来的能量更为持久，可以延续几个星期甚至几个月。

双相情感障碍在年轻患者身上表现出的症状易与注意缺陷与多动障碍混淆，导致很多儿童和青少年患者被误诊。双相情感障碍患者的症状表现为无比亢奋，一直在说话，持续不断地和遇到的所有人交谈。我可以连续几个小时把想法讲给别人听。

躁狂的消极影响：不顾后果的我

现在我们要讲讲躁狂症和轻度躁狂症不那么有趣的一面。

在你尚未意识到时，它们已经把攻击的矛头指向你，让你处于非常危险的境地。众叛亲离、负债等危机接踵而至。我曾经说过，躁狂症的积极作用无法抵消它的破坏性。躁狂症会摧毁你的人际关系，造成的后果可延续一生。所以，我们必须掌握相关预警信号和诱因，了解双相情感障碍患者需要面对的其他困难。

嗜好风险，不顾后果

这是目前为止发现的最危险的症状，它的表现形式多样，因人而异。举例来说，可能表现为：

- 酗酒，超量服用娱乐性药物
- 凌晨3点，不带电话和现金，独自一人走回家
- 迎着车流过马路，被车撞倒

一个深深印刻于我脑海中的事件证明，躁狂症会让我变成超级马路杀手。可我并非有意为之。现在只要躁狂症发作，我坚决不开车。

当时我在上班，已经工作了很长时间，大脑里涌现出的各种想法让我无法集中注意力。我工作的托儿所位于雷丁镇外的

郊区，要经过一段碎石路才能开上乡村公路。像每次躁狂症发作时一样，那一次我也迫不及待地想要逃离枯燥的日常，赶快去寻找刺激。下班后，我飞也似的冲上车，压过碎石路，想要赶快逃离托儿所和每天单调的生活。当时的我只剩冲动，突然，我觉得沿着马路中线开车很有意思，妄想症让我相信所有人都会让着我，一切障碍都会神奇地消失。此时车窗外一片漆黑，车窗玻璃上爬满了雾气。

我完全没看到有辆车正迎面向我驶来——不用变线，那辆车会让着我的——我开始加速。我不敢喘气，想着下一秒会发生什么。眼看两辆车要撞到一起，我兴奋地尖叫起来，对面的那辆车擦过我的车身，把我的后视镜撞断了。我歇斯底里地笑着，一路向前。那辆车停了下来，我能看到一个人朝我远去的身影疯狂地挥舞手臂。我笑得太癫狂，根本没有功夫看路。

前方是个热闹的十字路口，我停下车，看到有个位置可以并线，但正常来讲那个空间不够大。旁边有辆车快速朝我驶来，差一点没刹住车。我错误估计了拐弯的弧度，贸然踩下油门，车轮方向打得不够，导致我撞上了道路护栏，侧前方的轮胎被扎爆了。我还是没有停车，继续往家的方向驶去。在离家还有 5 分钟路程的一个红绿灯处，有个司机过来敲了敲我的车窗，冲我喊道："你没看到爆胎了吗？"

我摇下车窗，兴高采烈地回答："我知道呀！"

他一脸迷惑地看着我，说："你不能这样开回家。"

我对他笑了起来。眼前的世界已经扭曲，是妄想症在发作。少了一个后视镜，坏了一个车前灯，驾驶员一侧车身磨损严重，还有一个彻底爆掉的轮胎，这些在我看来都算不上问题。显而易见，我对他说："我很好！反正很快就要到家了！"

摇上车窗时，我看到那个司机站在原地，摇了摇头。

愤怒和暴躁

躁狂症把矛头指向你时，可以说是毫不留情。

愤怒就像一座冰山，浮出水面的只是一小部分，绝大部分藏在水面之下。人在愤怒时，背后往往还隐藏着其他情绪，比如不安全感、不知所措、感受到压力、尊严被侵犯、尴尬等。在双相情感障碍患者身上，这座冰山被躁狂症或轻度躁狂症进一步放大。

我其实一直都有些小脾气。但我隐藏得很好，除了最亲近的人，很少有人知道。每当躁狂症发作，如何处理愤怒情绪就成了一大难题。我在大家眼里一直是个冷静、友好、稳重、有礼貌的人，因此当我跟大家解释无法控制住怒火的时候，收获的反应常常是：

"真没觉得你是那样的人！"

"你平时看上去太冷静了！"

"完全无法想象你会做那种事！"

最初你只会反感，看所有事情都不顺眼。这倒不是问题，度过不愉快的一天之后，任何人都可能会这样想，甚至还会觉得自己快要爆炸了。但是对于双相情感障碍患者，这样的反感很难散去，就像后背一直发痒，自己够不到，又没有其他人能帮忙挠。别人吃饭的声音、看你的眼神、过马路时有人挡在你面前，所有这些事情都会激怒你。你发现自己会对无辜的人大发脾气。当这种感觉渐渐平复，你会发现自己已经连续好几天甚至几个星期都在惹恼和激怒他人。有时，情况还会变得更严重。

你很难对别人解释清楚这种愤怒。双相情感障碍表现出的所有症状里，突发的怒火或者说高涨的愤怒情绪是最难解释和让人理解的。

每个人都会发火。相信大家都经历过一觉醒来莫名感到很生气的时候，或者看任何人都不顺眼，会因为极小的麻烦或刺激而大发脾气。我们通常会以今天运气不好或者早上下床下错边为借口敷衍过去。我们身边都会有一些爱发脾气的人，他们可能就是性子急或者是爱挑刺的唠叨鬼。然而，双相情感障碍引起的愤怒是持续且高强度的。愤怒情绪周期性发作，让人无处可躲。你会陷入长达数小时的反馈环路，身边的人会跟你一起，一整晚甚至一整天都不得安宁。你就是没有办法走出来，无法恢复冷静，大脑不肯停下来，一遍又一遍地循环。

怒气真正爆发时，才是最糟糕的时刻，它可能表现为破口大骂。以我为例，我会用连珠炮似的谩骂把人撕成碎片，揪着上午发生的事喋喋不休，说的时候，我的脸会涨得通红，咬牙切齿，吐沫横飞。我叫到嗓子疼了、声音哑了才罢休。每个人可能都有过这样的经历，但绝大多数是因为发生了严重的争执或情势所迫。如果你患有躁狂症，那就完全不同了，哪怕一点点冒犯都能让你怒气冲天、怨声载道。

我经历过很多次情绪失控，对着空气大喊、对着人大叫、指着人的鼻子骂，无论在外面还是在家。骂人和大声喊叫的同时，我还会跺脚，乱扔手机和电脑，把家里搞得一团乱，甚至还打过我自己，以及用手捶墙。一次搬家的时候，我不得不跟房东解释为什么墙上留下了拳头形状的凹痕。任何让我失望或烦躁的事都可能引发情绪失控，比如有一次我以为室友拆了一个寄给我的快递，还有一次，我去男朋友家过夜时忘带了梳子。

确诊之前，我以为每个人都有类似的情绪爆发，只是他们比我更善于隐藏。我还曾觉得这是经期前紧张造成的，无视愤怒随时都可能爆发的事实。这样分析之后，在一些情况下我开始训练自己隐藏情绪。尤其是在工作的时候，每当感到愤怒时，我都会用点头和微笑来掩盖真实的情绪，然后再去厕所里喊叫、跺脚。这是过去这么多年来我养成的最不健康的应对方法，后来花了很长时间才纠正过来。下班回家之后，愤怒爆发变得更加极端。每个跟我生活过或长期相处过的人都必须面对这一切，我在情绪恢复稳定时，曾无数次为自己的行为道歉。

我该如何控制愤怒？

- 把可能触发愤怒的事都写下来——可能是社交媒体上的内容或新闻。当你发现愤怒的诱因时，尝试忽略它们。如果做不到，那么就远离社交媒体或者删掉手机里的新闻软件。
- 尝试把精力用在更有益的事情上。当你感到沮丧或生气的时候，试着做一些有创造性的事情，或者去健身。通过做更有益的事情来管理愤怒的情绪。
- 告诉身边的人，当你暴躁或愤怒时，他们可以鼓励你按照上述方法去做。告诉他们你的愤怒可能随时会爆发，让他们多了解愤怒的诱因，注意观察发作的信号。最重要的是，告诉他们当你怒不可遏时，不是你想对他们发怒或想攻击他们，这只是躁狂症的一种表现。

过度消费

躁狂症过后，经常出现的后果之一就是负债累累。我们很可能会无端挥霍钱财。大家都知道钱不是大风刮来的，但躁狂症发作时，你花的钱就像是大风刮来的。你还会莫名其妙地相信积压的账单会神奇地被还清。你视金钱如粪土，钱根本不重要，生活对你而言无忧无虑，没有任何限制。

有关过度消费，一个最有代表性的例子就是上文提到的我几年前的那趟日本旅行。某天晚上，我突然起意要去日本，这个想法不停地盘旋在大脑里——我必须去！脑海里的声音怂恿着我，我完全无法拒绝。我计划一个人完成这趟旅行。在这以前，我和我最好的朋友薇琪曾讨论过去日本旅行的事，但是我知道她近期不可能成行。于是，我订了价值 600 欧元的机票，通知了身边的人。他们都觉得我只是说说而已，不会真的去。后来我在东京和京都待了两个星期，要是能请到更长时间的假，我还想留更长时间。我给自己订了酒店 35 层的奢华套间，看到房间大大的落地窗的瞬间，我兴奋地尖叫起来。透过窗户，我可以鸟瞰新宿中央公园，公园的樱花树上一簇簇樱花绽放着。目之所及，都是摩天大楼，富士山就坐落在房间右边的远方。

我每天去餐厅和酒吧，旅途中的各种享受最终都变成了信用卡账单。我还给家人和朋友买了昂贵的伴手礼。等到我回家的那天，信用卡账单已经高达4 000欧元。

回家后，我租了一间公寓，决定搬出来住。当时我仍处于躁狂症发作阶段，并没意识到自己行为的后果。日本之行后，我的财务状况亮起了红灯，根本没钱付房租，需要找担保人证明他可以在我无力支付的时候替我出钱。但我根本没有理会这些要求，凭借莫名的勇气和自信，我说服了家人和房地产中介，让他们相信我付得起这笔钱。

那年冬天是我经历过的最寒冷的冬天，我没有能力支付房租。我每周只花五六欧元购买最基本的食物——面包、牛奶和意大利面，有时干脆就不吃晚饭了。我要么穿着睡衣或家居服，披着羽绒被取暖，要么听着音乐在公寓里跳舞。家里经常停暖气，整个屋子都很潮湿。我男朋友过来的时候想替我交供暖费，尽管家里冷得就像个冰窖，我还是拒绝了他。

执念和冲动

躁狂症和轻度躁狂症患者很容易执着于某事，例如：

- 新项目

- 兴趣爱好

- 甚至是一个人

它或他会成为你生活的全部。你想的和谈论的都是它或他，大家会发现你的注意力只在这一件事上。你无法在其他任何事上集中精力，也没有其他爱好。

我曾经执着于写小说、创业，还曾执着于人。对人的执着给我的人生带来了最严重的负面影响。我的执着表现在我对这些人的厌恶，或者说是鄙夷。我对他们恨之入骨，心里满是憎恶。我会在任何愿意听我讲述他们卑鄙之处的人面前拼命攻击他们。

这种执着是这样产生的。我遇到了一些讨厌的人，他们的存在让我痛苦，或者我就是不喜欢他们。之后，我的世界开始围着这种憎恶转动。和躁狂症的其他很多症状一样，这种执着也是悄无声息地出现。但对于我身边的人，它早已存在许久。这种执着通常会持续几个月。举一个我同事的例子。我对这个同事的第一印象就很差，他看起来骄傲自大，我认为他肯定是巧舌如簧，才取得了今天的成绩。我们每周五天都在一起工作，我认真观察他，分析他的每一个决定，再反对他的每一个决定——当面反驳他或者辗转告诉其他人。我每周都会花上几个小时跟其他同事抱怨他有多么不专业，或者他的想法如何错误。

心怀抱怨的时候，我会走到这位同事的桌前来回踱步。我误以为他的每一句话都是在讽刺我，想要挑衅或者威胁我，我开始变得偏执。看到他去找经理谈话，我就肯定他们一定在说我，他对我怀恨在心，他肯定是在劝经理开除我，我坚信他在跟经理讲我有多无能。

我写了很多关于他和他的错误表现或不专业表现的笔记，还把它们拿给经理看。我亲笔写下他的条条"罪状"，笔记本里一页一页都写满了我执着的抱怨。我看到了一个阴谋——他和经理曾一起工作，而且还是朋友。

这种执念和焦虑也持续影响着我的家人和朋友。每天晚上我都有新的抱怨，诸如同事对我犯下了"不可饶恕的罪过"，那就是他的电话铃明明响了，可是他不接电话。我回家的第一句话肯定是："猜猜他今天又做了什么！"，或者是"我无法相信他今天的所作所为！"

听我说话的人都想打断我。但是我根本不会停下来。一旦开始说话我就根本停不下来了。现在想想我没有因此失业实在是很幸运。

躁狂症后遗症

躁狂症发作时，双相情感障碍是可爱的，给我带来超出想象的喜悦。那种感觉会让人上瘾，希望它永远不要结束。躁狂症的影响极富戏剧性，我好像成了票房冠军电影里的主人公，整个宇宙都在围绕我运转。让我自信心爆棚的想法不断涌现：

"我就是最棒的！"
"我可以做任何事，成为任何人！"
"没有人能伤害我，我是无敌的！"

这种感觉如此特别，当它消失的时候，我确实会怀念它。但是，躁狂症总有平息的一天。

后果很严重

双相情感障碍最让我厌恶的一个特点，我称为"躁狂症后遗症"。首先就是疯狂消费。大家可能都有过在某个特别高兴的周末，有人请酒吧里所有人喝酒的经历，想象一下这个人请了连续好几个月。或者，你也可能在某天晚上穿着睡衣躺在床上，头脑发热地上网买了很多衣服和鞋子，如果这样的夜晚持续了好几周呢？

我不止一次发现自己负债累累，需要承受巨大的代价。跟别人借钱，央求银行、电信公司或燃气公司不要停止服务，实在太尴尬、太失败了。

一旦恢复理智，看清过去的行为，我就意识到自己已经犯下过错，追悔莫及，例如我曾经在旅行过程中背叛当时的男友。情绪稳定时，这些记忆通通跑了回来，过去的所作所为吓得我眼前一黑。那完全不是我会做的事，记忆里的一切都很模糊，我感觉像是喝醉了。我知道这些事难以预测，有时还给我的家人和朋友带来了很多压力。我曾经口出恶言，严重伤害过他们，甚至把他们气哭过。我做过太多尴尬的丑事，多到这本书都写不下，足够让我这么多年一直在后悔。

由于持续的精神高涨和难以入睡，我的精神和身体都已油尽灯枯，但我察觉不到自己已经好几个星期处于透支状态。我只想成为一个隐士，从世界消失，躲到被窝里吃垃圾食品。

我在笑，同时又想哭——双相情感障碍混合发作

我和丈夫坐在餐厅的户外餐桌前等待上菜，他看起来想和我聊天。天气很暖，阳光和煦，几艘船从我们身边的运河河道驶过。这本是轻松惬意的画面，让人心情愉悦。但我并没有感受到这一切，失控的思绪在大脑里嗡嗡作响。身旁的世界如此

不真实，就像是透过万花筒看到的景象，眼前的画面不断前后翻滚，变化不停。我感到十分不安，濒临崩溃，全身上下高度警觉。任何人或事都令我烦躁。坐着的椅子太不舒服了；丈夫在说话，但我听不清他在说什么；背后餐桌传来的笑声令我十分不悦，真想冲他们嚷嚷，让他们闭嘴。

大脑里充满压力，每一个在脑海中闪过的念头都让我头痛不已，我感觉头就要爆炸了。我能感到手和身体都在颤抖。我仿佛站在已经布好安全网的悬崖边，我知道我必须跳下去，只要跳下去，就能从累积的无尽压力中解脱。但是，我没办法跳，双腿像被固定住一样，寸步难行。

突然之间，一大片恐惧袭来。所有的能量都从身体里被抽走，我感觉自己一点用也没有，成了一个废物。头脑里的压力还在，大脑还在飞速运转。现在的想法是负面且有攻击性的，它们告诉我，我是多么没用、多么可悲，根本不配活着。10分钟后，我们的菜来了，我无法停止思考。大脑里装满了各种想法，其中一大部分是难以理解的模糊意识。我在笑，但同时又很想哭。这种感觉非常不好，就像是对自己和周边世界失控了。我完全不能集中注意力，一直想抓住某种形式的平静。

我的眼前是个十字路口，无论选择哪个方向，前路都可能是未知的糟糕。站在路口的是我，选择方向的却是凌驾于我的某种力量，是躁狂症，还是抑郁症？不能掌控自己的想法实在是太可怕了。

这种感觉持续了整个周末，到周一时我已经心力交瘁。那天回家之后，我就倒在沙发上失声痛哭，不知道该拿自己怎么办，与此同时，我的身体和头脑始终跟着那股无情的力量低吟。

比平时更健谈？——躁狂的预警信号

可以说轻度躁狂症或躁狂症的影响具有两面性。一方面，它可以让你更高效，感觉无与伦比，仿佛站在世界之巅；另一方面则完全相反，愤怒、鲁莽和自我毁灭的行为，这些影响将彻底抵消所有好处。因此，它完全不值得我们冒险。那么，在发病前、发病中和发病后，分别可以采取哪些办法自救？重中之重是我们要学会观察预警信号，有些信号就像是你窗口对面3米高处的霓虹灯大字，必须引起你的注意：

- 比平时更健谈？这可能是躁狂症或轻度躁狂症发作的早期信号。具体表现包括无休止地谈论一切事情，比如你对一天生活的叙述可能让别人觉得是在朗读整本《战争与和平》。你的语速比平时快，连珠炮一样，滔滔不绝。

过不了多久，你的思绪会跳到下一个想法，说话像发疯了一样，磕磕巴巴、断断续续，甚至词不达意。更严重时，你可能会开始说一些没人能理解的胡话。

- 睡眠减少？感觉不到困意甚至疲劳是很明显的躁狂症预警信号。一种可怕的冲动驱使你越睡越晚。你觉得自己不能停下来，或者怀疑自己患上了失眠症，但相信不久就会好的。你可能觉得要做的事情太多，来不及睡觉，新的想法和项目需要执行，有书要读，有游戏要玩。睡觉变得不重要。要做的事情越多，睡眠的地位就越低。最后，这种习惯会恶化为彻底不睡觉，这种状态可能会维持几天或几个星期。

- 突然充满自信？这也说明可能躁狂症要发作了。你变得比平时更有主见，并且更愿意输出观点。你对自己的身体更有自信，认为自己变得更有魅力，还可能会邀请平时羞于接触的心仪对象共赴约会。你不会错过任何一个机会，会答应所有人的要求，你觉得自己立刻就能处理所有事情，一切皆有可能，没人能阻拦你。其他人的意见完全不会影响到你，它们根本不重要。你就是百分之百正确，其他意见都是错误的。

- 难以控制冲动的情绪？现在已是躁狂症暴风雨的前夜，这应该很好理解。你可能会一时冲动，辞职去旅行或者创业，或者就是你受够了，想要到处走走。你可能注意到自己更加频繁地饮酒和（或）服用娱乐性药物。你的性欲也会突然变强。

- 产生消费冲动？你的消费习惯发生了变化，无论存款有多少，你都抵挡不住买买买的欲望。你可能会买一些永远不会穿的奇装异服和首饰配件，或者突然下定决心购买一件之前看中的昂贵的高科技产品，甚至会在夜里3点购买价值好几百英镑的乐高（这可能只是我的症状）。最终，你可能无力还清所有信用卡账单，但你也不会因此而焦虑。

- 想要开始新的挑战？这可能是躁狂症或轻度躁狂症发作的起点。新的挑战可能是粉刷整个房子或者在社交媒体上更加活跃；可能是开始某项创造性活动，例如绘画或者写小说；还可能是着手创办曾经突发奇想要做的新公司。如果这个挑战变成了一种执念，成为你全部思考、讨论和工作的重心，那很可能是躁狂症在作祟。

- 看不到危险？我曾经在开车时变得十分莽撞，很少考虑自己的安全，也不担心后果。

我不希望这份预警信号清单让大家感到过分紧张。以上一些行为如果单独出现，可能是好事，感觉精力充沛、信心满满都是精神状态健康的信号。但是，当几个甚至上述所有预警信号同时出现时，我们不得不担心可能是躁狂症在起作用。

这些信号出现时，最好身边能有人帮你鉴别。我们做不到时时注意自己行为的变化，所以需要其他人的提醒。告诉亲近的人你的预警信号有哪些，这样他们才能更好地帮助你。当别人提醒你可能出现了躁狂症信号时，你才有机会提前遏制它，如果遏制不了，也能在情况变得更糟之前寻求医生的帮助。

我的伴侣和家人总能最先发现预警信号：我的眼睛开始放光；我变得无比积极，承担了过多的工作；语速变快，总是焦急地等待发言机会，而终于轮到我发言时，我会言语急迫、滔滔不绝。

我总是在批判自己的情绪和行为，害怕它们变得越来越危险。开心的时候，我为什么要怀疑自己是否正常？即使精神正常的时候，也总是担心精神状态出问题，这真的是很可怕的体验。

找到你失控的诱因

双相情感障碍的诱因众多，而且因人而异。我花了很多年才把一些特定场景和经历与轻度躁狂症和躁狂症的发作关联起来。下面是我发现的一些对我产生影响的诱因。了解自己的躁狂症诱因可以帮你在躁狂症或轻度躁狂症发作前将其扼杀在摇篮里。了解这些诱因，能帮你找到彻底遏制它们或者控制它们的方法，尽可能延长情绪稳定的时间。

压力

我不是很会处理压力，习惯于把所有情绪和挣扎都藏在心里，这很不健康。堆积的压力有可能触发躁狂症。我正在慢慢学习如何识别压力、直面压力，更好地理解压力事件，如果知道了某些事情、社交场景或工作会造成压力，我会提前做好准备。用理性和客观的视角看待压力场景可以有效减小其伤害。我会问自己几个简单的、符合逻辑的问题，例如：

"最有可能出现的最糟糕的后果是什么？"
"这种后果出现的概率有多大？"
"哪些有效的方法能减轻这种的压力？"

如果找到了最后一个问题的答案，我会寻求他人的帮助。知道何时求助至关重要。我们太习惯于勉强自己独自承担、应对各种事件。寻求帮助绝不是弱者的表现，我在努力克服从前的错误观念，并将继续努力。

睡眠

若是连续超过 3 天，每晚睡眠时间不足 4 小时，我就会发现自己处于轻躁狂甚至是更严重的躁狂状态。工作日，我需要严格要求自己每晚 10~11 点之间睡觉。周六可能会睡得晚一些，但是周日一定会把作息时间调整过来。我需要制定更具体的睡眠常规准备动作。我经常因为难以入睡而放弃尝试睡觉，几乎整晚都睡不着。常规准备动作能够帮助我放松，尽快入睡。

关于保证睡眠的一些小建议

• 锻炼身体。这是一个很简单的道理，人需要耗光电量，才好在夜晚安眠充电。让身体筋疲力尽确实能促进睡眠。这不是说一定要去跑步或者去健身房，在客厅开个舞会或者与伴侣亲昵都能实现同样的效果。

• 远离屏幕。盯着屏幕非常不利于睡眠。睡觉前至少 1 小时不要看电视、手机或者电脑。你可以在这段时间做睡前准备，读读书，也可以为明天制订计划。

• 嗅觉辅助。你可以试试身体乳或者给枕头喷香氛。我辗转难眠时，薰衣草味道的枕头就成了我最好的伙伴。如果你身边没有带香味的东西，一个装了热水的瓶子也能帮助你，尤其是如果你自己一个人睡的话，有一个暖暖的可以搂着睡的东西是十分治愈的。

• 睡前常规准备动作。首次确诊为双相情感障碍时，我的心理医生不厌其烦地反复强调了睡眠卫生的概念，即制定一个可靠的入睡常规流程并严格执行，这样做能够使你的身体和大脑自动将某些事件和感官感受与准备睡觉关联起来。洗脸、刷牙、擦身体乳都行。还可以加入舒缓的兴趣爱好，比如在床上或者卧室的安静角落里读书。

• 整理思绪。尝试写日记，记录每天的生活。日记能帮你整理思绪，找到需要关注的问题，避免你在已经准备睡觉的时候，突然担心一些事情。写作是一种宣泄方式，帮助你了解导致焦虑的事情并解决它们。在纸上写下明天要做的事也能避免你在已经躺下之后还担心有哪些事要做。如果你患有抑郁症或只是单纯的睡眠障碍，也可以尝试这些小建议。

酒精和其他药物

过量饮酒和服用其他药物都会对精神健康造成负面影响。这些东西经常让我感到抑郁，酒精的影响尤其严重，会破坏药物的疗效。酒精本身是一种致郁剂，跟我服用的其他药物组合在一起时，会让我连续好几天举止异常，并可能引起躁狂症。我现在也喝酒，但不会像从前那样超量饮酒。有一段时间，我每天都在喝酒，精神状态受到了严重的损害。双相情感障碍患者经常需要自我医治，用药物对抗疾病的发作，因此更容易养成沾染酒精或滥用药物等恶习。躁狂症或轻度躁狂症发作时，对冲动的控制力降低，导致我们更容易滥用药物或酒精。因此，必须对这种情况提高警惕，努力控制酒精和其他药物的摄入。

负担过重

工作、家庭、社交、突发事件，前行的道路崎岖不平——有些时候压在我们肩上的担子太重了。状态好的时候，我们什么都想做，担心时不再来，想要抓住每一个机会。生活就是如此。我们要承担的责任越来越多，这种负担过重的感觉经常会演变为诱因。

重大变故

悲痛、离婚、搬家或者新生儿都可能导致严重的情绪波动。重大变故经常与其他诱因关联出现，可能导致压力、失眠，或者过度饮酒、滥用药物。

这些诱因同时出现是非常危险的，如果它们同时出现在我身上，我可能会比平时病得更加严重。压力导致失眠，为了能在度过充满压力的一天之后顺利入睡、放松心情，我可能要喝些酒。压力总归不可避免，确定主要诱因的好处就是，现在我知道了在某些情况发生时，我需要当心躁狂症发作。我会告诉家人和朋友，自己感受到了压力，寻求他们的支持，比如让他们听我诉苦或是提供实际的帮助。

知道并理解这些诱因给了我更多主动性。相比几年前，现在我能够更好地应对躁狂症和轻度躁狂症，它们让我收获了积极的结果，情绪也更加稳定。

我的精神科医生强调了生活常规的重要性。常规是双相情感障碍患者最好的朋友。那么，应该如何制定并坚持执行生活常规呢？

· 确定生活常规的内容。例如，即使没有感到困倦，也要按时睡觉。确定好事情的优先级和每天需要重复的事项。

· 设定小目标。不要把日程塞得太慢，否则当你无法完成所有事情时，会感受到挫败。把要完成的任务分解成一个个小目标。

· 把生活常规写到笔记本或者白板上。它们会成为温馨的提醒，你还可以把它们当作任务清单。你可以在笔记本或白板上规划未来一周的生活常规，并加入其他活动，比如约会。将完成情况可视化很容易让人获得满足感——每晚给最后一项生活常规画上已完成的标记，会让你大受鼓舞！

· 分享你的生活常规。可以分享的对象包括同住人，如果你是独居，则可以分享给亲近的人。分享是为了让他人监督你的执行情况。

· 坚持每天完成生活常规。例如，如果你选择早上锻炼，那么一定要坚持下去。严格执行能帮你更好地养成习惯。

· 做好准备。开始执行新的生活常规前，做好各方面的准备。

· 记得犒赏自己。如果新的常规已经成功融入你的日常生活，记得一定要庆祝一下。

最终，常规会变成习惯，那时它们会成为我们的第二天性，也更容易坚持下去。拥有生活常规可以避免过度劳累，减少引发躁狂症的可能性。

我正在逐渐掌握如何管理双相情感障碍。让我吃惊的是，退回原本不健康的生活状态，触发躁狂症，实在太过容易。我每次都要尽最大努力来避免这种情况发生。

第四章

抑郁症：情感过于丰富或完全麻木

躁狂症之后出现抑郁症是很棘手的情况。和躁狂症一样，抑郁症也会搅乱情绪。躁狂症消失后，取而代之的是空虚和焦虑。全部精力都离我而去，只留下迷失和彷徨。创造力像落叶，在我脚下腐烂、消失。我感到曾经照亮我的光明一去不返，曾经在大脑里说话的"小家伙们"也不知去向。我十分想念它们，躁狂症发作时，是它们激发了我的潜能，让我拥有无限的创造力。

　　抑郁症是不理智的。它肆意控诉你，让你相信是你犯下了所有的错；它在你的大脑里到处摸索，能准确找到你最脆弱的地方；它歪曲你的想法，让你变得脆弱而迷茫。它还会在你最开心——对于双相情感障碍患者而言——且情绪稳定的时候，一把将你推入痛苦的深渊。

对我来说，抑郁症是：

- 感受到的东西过于丰富，以至于变成痛苦
- 情感麻木到甚至担心永远不会再产生任何感情
- 产生自杀的想法
- 自卑

抑郁症不仅会让人难过，还会引起一系列的情感波动，包括无助感、负罪感和绝望，如果放任不管，还将进一步恶化。抑郁症并不罕见，但人们还是不明白患上抑郁症到底是什么样的感受。

"我受够了。"
"我当时心情很不好。"
"我太委屈了。"

以上言论出现时，紧接着的下一句很可能是：

"我感觉非常抑郁。"

厌烦和抑郁是完全不同的两个概念。自怨自艾、难过和沮

丧也无法跟抑郁画等号。抑郁症代表极端的失望和无助，你甚至因为太过绝望想要结束生命。不要在不顺利的一天过后随口说出"我抑郁了"，也不要在内心崩塌的时候还说"我没事"。人需要诚实对待自己，及时寻求帮助。

我在抑郁的时候常听其他人讲他们生活中的故事，可我始终觉得这些故事全都与我无关。别人的现实和我的生活之间存在一面高墙。我是一个终极宅女，尤其喜欢电子游戏。由于游戏的互动性和代入感都非常强，有时我会吓到尖叫，有时则会开心得放声大笑。然而当情感麻木时，我变得完全不想碰游戏。游戏里的任务变得过于复杂，爆破的声音和画面不再可怕，我只觉得它们做作。我无法继续集中精力玩游戏，之前用来逃避现实的任何手段都不能让我专注起来。

一旦出现抑郁症状，我会盯住某个位置，可能是墙壁、窗外或者电视，要么放空，要么胡思乱想。放空不是冥想，也不是自我疏导或者自我意识觉醒的过程，而是完全零思考。我清空了思绪，毫无感情，什么都不在乎，尤其是我的生命。任何事都没有意义，做任何事都太累了。

胡思乱想的时候，头脑里充斥着各种各样的想法，让我一刻都不得安宁。这些想法消极而残酷，揭露了我所有的缺陷。那种感觉就像是被匪徒关在了密室里，他了解你的一切，包括所有你做错的事、说错的话。匪徒告诉你别想逃跑，你永远都逃不掉，愧疚、耻辱和绝望会永远伴随你。

你之前可能听说过血清素，以及它和抑郁症的关系。血清素到底是什么？它是人体产生的一种化学物质，能够调节人体多个环节和功能，例如：

- 食欲和消化功能
- 睡眠
- 记忆力
- 性欲
- 社交行为
- 情绪

血清素是一种神经递质，也可以被认为是激素。肠道、大脑、中枢神经系统中的血小板均可产生血清素。抑郁症主要受大脑产生的血清素影响，它对情绪影响极大。血清素无法穿过血脑屏障，因此大脑血清素含量低的情况，是无法通过消化系统或血液中产生的血清素进行调节的。研究显示，大脑中血清素含量低可能是导致抑郁症的原因之一，因此患者经常需要服用五羟色胺再摄取抑制剂。

抑郁症发作时，我的情绪极为低落，基本不和任何人说话。我会彻底封闭自己，断绝与任何人或事的关系。有人说，患上抑郁症的感觉就像是陷在泥潭或流沙里，但我既看不到，也动不了。我完全没有想要逃跑的欲望，也感受不到被困住。对我而言，抑郁症的感觉就像是我自己的小宇宙在逐渐缩小，天上的星星一颗接一颗地消失。它们消失得极其平静，没有爆炸，只是单纯地不见了。而且我根本没有注意到它们是如何消失的，我的大脑悄悄抹去了它们的痕迹。

抑郁症到底是种什么样的体验？

下面是双相情感障碍患者可能会出现的不同程度的抑郁症症状：

• 轻度到中度抑郁比重度抑郁危险性低，可能导致记忆力和注意力减退，或伴有恐慌和焦虑。

• 情况恶化后，你会感到所有事情，包括日常生活，都变得更加困难。你时刻等待着独处或与外界隔绝的机会。你的思维会变慢，注意力下降，还会出现食欲不振、暴饮暴食、难以入睡或比平时更嗜睡等症状。

• 重度抑郁更加危险，通常你会先感到绝望、愧疚，认为自己是身边人的累赘。这些想法会进一步导致自杀倾向。基本的日常生活也变得难以为继。

• 最极端的情况下，你会感到走投无路，除了结束生命，无法考虑其他事情。你会感到永远无法走出现在的情绪，认为自己无法继续照顾自己。

无论是你或是你认识的人计划主动结束生命，都必须马上得到援助。

瓶中花：一个关于抑郁症的比喻

抑郁症是残酷且极具破坏性的。它不停地跟我说话，不断地影响我。因为尴尬和羞愧，我告诉自己不应该这样想，我没有什么好抑郁的。但是抑郁症并不会因此消失，我仍旧为自己感到羞愧不已。

眼前是一个装满水的花瓶，瓶中的鲜花早已凋谢，只剩下破败的花瓣。花瓶位于房间里最显眼的位置供人观赏，每个进入房间的人都能看到它，闻到腐败的味道。大家都察觉到了异样，花瓶里并没有鲜花。我为此感到非常抱歉，想要躲起来甚至马上消失。大家非常好心地给我提了建议，对他们来说解决问题很简单，只要把水倒掉，再插上鲜花就好了。新鲜的花朵将再次装点整个房间，还能带来清新的香气。但是，事实并非这么容易。他们无法碰到花瓶，因为花瓶是属于我的，这个房间也是我的，他们只是客人。每个人都急切地想要帮忙，但无计可施。他们越是想帮忙，我就越感到羞愧，房间里植物腐败的味道就越浓郁。我当然想把水倒掉，插上新的鲜花，但我做不到。花瓶太重了。我已经习惯了它就在那里，我的生活里不能没有它，我心里的一些地方已经对它产生了依赖。一部分的我希望自己能为患上抑郁症而羞愧，因为某种程度上我不希望直面患病的事实，而且精神疾病无法靠自己的力量治愈也令我非常恐惧。

这个比喻很生动，是不是？它确实描述了重度抑郁症的真实情况，抑郁症达到这种程度，人是难以与之对抗的。但大家也不必担心，我将在本章跟大家分享控制抑郁症的方法和建议。

"今天能不能洗个澡？"——抑郁时我会问自己的奇葩问题

抑郁症发作时，很多人都会问自己："今天能不能洗个澡？"

让抑郁症患者洗澡需要动用的精力和决心就好比让一般人攀登珠峰。你知道自己很邋遢，身上已经有味道，头发也都贴在头皮上，但去洗澡对你而言简直比登天还难。我曾经很多次甚至都没有力气刷牙。早上，你不想起床面对即将开始的一天；晚上，你只想马上瘫倒在床上。刷牙只是众多让你提不起精神的事情中的一件。

穿衣服也是同样的道理。每个人都有一件最喜欢、穿起来最舒适的衣服，我们喜欢穿着它在慵懒的周日宅在家里，也喜欢在忙碌的一天结束之后，穿上它窝在家里的沙发上看电视。抑郁症发作时，这件衣服变成了最舒服的毯子。你根本不能想象穿上任何其他衣服，除它之外的所有衣服都会让你觉得不舒服，让你想起需要面对的责任，以及当下无力面对的日常生活压力。

除了个人卫生难以保持，生活环境卫生同样是个问题。我曾经在独居的时候经历过抑郁症发作，那时候我家里简直一片狼藉！我当时的家是一个小开间，只有一间起居室、一间小厨房和一间小浴室，但这已经严重超出我打扫的能力范围。而且，那只是一个开间，不打扫的话我就会生活在各种垃圾的包围中，没有丝毫逃脱的希望。

问题并不是要付出很多努力，而是你根本不在意。生命已经不再重要，何必在乎洗不洗澡；没有想去的地方，又何必思考该穿什么衣服。你会为自己的外表和自我放弃的行为感到羞愧，同时也会感受到自我否定的情绪。但其实你的头发并没有那么油，同一件睡衣穿一个星期也并不过分，咖啡杯里养霉菌还可以被当成科学实验。

最糟糕的部分是，你的病情终将被别人发现，门外朋友或家人的敲门声让你无比惧怕。他们知道你在家，因为你很少出门。给他们开门后，你的样子和家里的混乱会赤裸裸地展现在他们眼前，这简直让你无地自容。我总是尝试去接受他们的帮助，无论是去洗个澡，还是真的什么都不想做时，只是梳下头。他们还可能帮我打扫房间，至少让我恢复一些正常生活的样子。

针对抑郁症发作时期的一些生活建议

• 如果你感觉洗澡很不舒服，试试免洗洗发水、面部湿巾和漱口水。如果你还能淋雨或泡澡，尽量把洗澡安排得特别一些，让它像是给自己的奖励。

• 尽量保持生活常规（我在前面强调过这一点的重要性）。如果因为太难受无法上班，只能居家，保持生活常规会让你觉得"正常"，这对你而言非常重要。即使执行起来并不容易，但从长远角度看，生活常规一定会对你有帮助。

• 在状态好的时候买一些舒服的衣物，为疾病发作做好准备。准备好特定的舒适的衣物会让你更有安全感。

• 将打扫房间分解成一个个小目标。不要过于纠结公寓、房间或整幢房子有多脏乱，尝试从一间屋子甚至屋子的一面开始清理。每天都挑选一小块地方打扫，你能始终保持整洁。

• 聚焦完成后的感受。多想想洗完澡或收拾完房间之后，心情会得到什么样的改善。你会获得成就感，身体和心理都感觉更加舒畅。

• 接受帮助，但同时自己也要努力，这样你才不会因为别人帮你处理所有问题而产生愧疚感。

• 尝试制作情绪稳定时会做的简单料理。注意这些料理应不需要大量事前准备和事后清洗。

抑郁症发病期间的性关系

对于处在感情关系中而又患上抑郁症的人来说，头等难题就是性关系。坦白来讲，其实是性生活的缺乏，抑郁症发病时，患者难以维持任何亲密关系。

在采取保护措施和确保另一半性健康的前提下，伴侣之间良好的性关系对双方都十分有益：

• 性活动可以释放大脑中使人感到快乐的天然化学物质——内啡肽。

• 可以加强伴侣之间的联结。

- 是对伴侣表达爱意的健康方式。
- 是一种很好的运动！

抑郁症发作时，所有这些优势都不复存在。性活动从我们的脑海中消失，成为我们永远都不会注意到的东西。造成这种局面的原因有很多，比如感觉不到有需求。抑郁症发作时，我们几乎不会产生性欲，性活动成为我们提不起精神去做的众多事情之一。性欲通常与前面介绍过的血清素有关，性欲消退很可能是由这种化学物质的缺失造成的。

抑郁症还会降低自尊感。我们讨厌看到镜子里的自己，觉得自己毫无吸引力，无法想象有任何人会觉得我们有一丁点性感。

躁狂症发作时，性欲异常强烈，性冲动能掀翻屋顶。而当躁狂症阶段过去，抑郁症阶段开始时，这种冲动将彻底消失。无论哪种情况，都是对亲密关系的考验。

如何跟伴侣讨论性的问题？

这个问题确实不好开口，任何一方都可能会失去安全感，将缺少性生活的原因归咎于自己。与伴侣交流双相情感障碍对性欲的影响非常必要。如果对方了解这一点，就能在抑郁症发作时更好地理解和接受你的变化。对另一半坦白可能会造成一时的尴尬，但让对方了解在病情发作时你无法考虑性相关的行为，对你们而言意义重大。为不再亲密的事实编造理由只能让对方与你渐行渐远。告诉他抑郁症才是背后真正的原因，不但能让伴侣不再怀疑自己，还能让他知道这种情况只是暂时的。

如果你感觉自己好像失控了，一定要及时跟伴侣沟通。抑郁症会引起自尊感的缺失，而亲密关系的建立通常取决于我们有多自信。虽然自尊感缺失是抑郁症带来的一个难题，但通过与伴侣诚恳地交流，我相信他能够理解你，知道你需要他的支持。同样，自尊感的缺失也不是永久性的，一旦抑郁症好转，我们将重新找回自信。

焦虑与抑郁

抑郁和焦虑通常有内在联系。许多双相情感障碍患者都患有焦虑症并经历过惊恐发作。

我在 18 岁时第一次出现了惊恐发作。当时我躺在家里的床上，突然间一阵恶心的感觉翻涌上来。我急忙跑到楼下厕所，但什么都没吐出来。母亲听到我下楼的声音，便想看看我怎么了，就在那一刻，剧烈的刺痛穿透了我的胸膛，像被匕首刺中一样。我疼得在家里来回踱步，但每走一步，钻心的疼痛就从脚底传到胸口。疼痛随着每一次走动持续加剧，我也慢慢陷入绝望。我害怕极了，最终忍不住大哭，那时我坚信自己是心脏病发作，马上就要死了。

母亲赶快打电话叫来救护车。因为无法控制呼吸，我第一次出现了换气过度的症状，这让我更加恐惧。有换气过度经历的人都知道，重新掌握呼吸节奏非常困难，更何况我当时并不知道自己发生了什么。我不知道疼痛在我冷静和放松下来之后可以得到缓解。我越来越害怕，疼痛变得愈加撕心裂肺。

终于，救护车到了，护理人员都很冷静，很有耐心。我被送到医院做了心电图检查，结果显示无异常；还拍了胸部 X 射线，做了几项血液检查，所有结果都显示没有异常。医生最后判断我为胸部肌肉拉伤，让我回家好好休息。

几天之后，母亲突然反应过来，也许我出现了惊恐发作。我一开始很不以为意，因为根本没有令我惊恐的事情，我觉得这个想法太好笑了。但是，进一步思考这个问题时，我开始觉得也许母亲的判断是正确的。当时，我的情绪在持续数月的高涨之后突然跌落，整个人精疲力竭。我的身体在过去几个月始终在呐喊："停下来吧！慢下来吧！"

身体一直在努力告诉我它已经受够了，最后它再也坚持不住，进入了惊恐状态。

出现惊恐发作怎么办？以下是我的一些小建议

• 理性思考。告诉自己"我知道现在是惊恐发作，我知道这种感受很痛苦，但是它并不会造成生命危险"。当你感觉到惊恐发作时，请记住，尽管过程很痛苦，但它不会造成严重的后果。反复跟自己强调这一点可以帮你走出困境。对自己说这句话时语气尽量坚定，告诉自己放心，一定没问题。

• 转移注意。如果仅依靠理性思考并不能有效缓解病情，还可以尝试转移注意力，做一些需要专注力的活动，比如看你最喜欢的电视节目、绘画或素描。我平时喜欢打游戏，所以我会打开游戏机，努力完成心心念念的《塞尔达传奇》里的解密任务。只要能有效并长时间集中注意力，疼痛和惊恐可能在你还没反应过来的时候就消失了。

• 呼吸训练。试试用胸腔呼吸。找一个舒适的姿势，或者坐下，或者平躺，一只手放在肋骨下，另一只手放在心脏位置。

用鼻子呼吸，你能感受到胃和胸腔随着呼吸起伏。现在试着单独用腹部呼吸，你能感受到是肚子而不是胸腔在运动。另外，你还可以训练关注呼吸本身——吸气和吐气的时候分别是什么感觉？闭上眼睛，用鼻子呼气时慢慢数 4 个数，数到 4 的时候吐气。

抑郁——不仅仅是精神问题

抑郁症会影响人整体的身体健康，造成生理上的伤害。抑郁症患者的生活质量会下降，心理和生理方面都将受到严重影响。抑郁症会削弱免疫系统，造成消化问题，甚至增大心脏病发病风险。大量证据显示，抑郁症对生理健康的各个方面都会造成负面影响。

心理健康和生理健康密切相关，因此抑郁症经常造成生理健康问题。如果为了对抗抑郁症，养成了不健康的生活习惯，那么后果会更加严重。

几年前，我曾经历过一次抑郁症发作。我感觉糟糕极了，几乎无法入睡，自尊感极度缺失。突然有一天，我感到非常疲惫和眩晕，就像刚刚在洗衣机里滚过一样，无论躺着还是站着，天旋地转的感觉始终不肯消失，我感觉自己快要吐了，完全无法集中注意力。我不能继续工作，只能躺在漆黑的房间里努力入睡。就这样过了几个星期，病因终于被查明，我内耳道发炎了，医生告诉我可能是因为压力过大或积劳成疾。

失眠也会造成生理疾病。我曾经严重失眠，只有在很幸运的情况下才可以睡上几个小时。毫无疑问，那时的我非常虚弱。不能入睡让我无比焦虑，我记得我当时的想法是："还能糟糕成什么样？"

后来我的眼睛也发炎了，还发起了高烧。我的状态非常差，只能卧床休息，真是雪上加霜。

我们对抑郁症了解得越全面，就越能更好地管理身体健康。所以，搞清楚病因至关重要。要注意观察抑郁症的预警信号、早期症状和诱因，并制定对你而言有效的生活常规。睡前常规能有效助眠，另外还要健康饮食和定期锻炼，长此以往，能有效保持健康的身体。一旦发现抑郁症早期症状，一定要抽时间充电重启。必要时，可以向朋友、家人或同事求助。

对自我厌恶情绪的迷恋

抑郁症是对自我厌恶情绪的迷恋。你会产生各种讨厌自己的情绪，只关注自己最糟糕的那一面。那种感觉就像是晚上躺在床上准备入睡时，大脑里走马灯一样回放着白天发生的每一件事。抑郁症让我想到每一件曾做过的错事和每一次尴尬的经历。我束手无策地看着这些负面情绪扰乱生活，陷入深深的恐惧和难过，所有人生计划都化为泡影。随着这种迷恋的持续，在自我厌恶情绪的影响下，我逐渐挖掘出了性格中最阴暗的部分，让它们成为主导——因为脾气不好，我会对权威专家和家人发火；因为性格内向，容易紧张，我彻底疏远了生活中的陌生人和新朋友；我永远无法圆满完成一项工作，而这恰好印证了我是失败者的预言。

应该如何消除这种迷恋？我们都知道这种思维模式不健康，但是当抑郁症发作时，大家又都会朝这个方向思考。何不尝试做一个积极信念瓶？拿一个大的玻璃罐和一些便利贴，在情绪稳定和身体健康的时候，在便利贴上写下你喜欢自己的地方，可能是有幽默感、关爱他人或者擅长手工制作，也可以写一些关于自己独特之处的小事，还可以征集朋友眼中你的优点，把它们也写下来。把这些便利贴放到玻璃罐里，当你感到抑郁的时候就打开罐子，读一读这些便利贴，它们能帮你缓和情绪，让你重新喜欢并欣赏自己。你还可以做一个成就瓶，或者是正能量名言瓶，看看哪种瓶子更适合自己。

即将出现危机时，该如何自救？

我准备了一个"应急箱"，这个名字可能听上去有些夸张（我确实是一个有点儿戏剧化的人），有些人会叫它"自我照护箱"。箱子里的东西因人而异，主要包括一些有舒缓和放松功能的物品。我的应急箱存在的意义就是提供安全感，让我想起过往的正向回忆，从而相信抑郁症终会结束。我曾经无数次使用过这种方法，下面给大家简单介绍一下我的应急箱：

- 毛绒袜子。脚部柔软和温暖的感觉可以帮助我获得平静，我会将精力从负面思考转移到这种感官感受上。
- 香薰蜡烛。我喜欢在洗泡泡浴的时候点上香薰蜡烛。浴缸是让我感到幸福，可以获得安全感的地方。
- 芳香疗法滚珠。我在压力点，比如手腕、耳后和颈部使用这种滚珠。（我曾经认为芳香疗法无用，但是实践证明它真的会让我平静下来！）
- 可以拥抱的东西。目前我的箱子里放了一个松软的毛绒玩具，你也可以选择薰衣草味的抱枕或者是装了热水的瓶子。这些东西对独居人士尤为有帮助，可以起到助眠的作用。

- 喜欢的电影或书籍。我会选承载过去美好回忆或者帮我度过危急时刻的书和电影，也可以是童年时看过的。
- 热线电话。我记忆力很差，尽管我把在危急时刻可以拨打的电话号码都记了下来，但它们很容易就不见了。因此，把这些号码统一放在一个安全的地方能鼓励我在必要时拨打电话。

建议你在心情好、情绪稳定的时候整理自己的"自我照护箱"。想想过去发生危机时有哪些东西可以帮到你，也可以征求身边人的意见。

自杀情绪悄然来袭

这是抑郁症带来的最严重、最困难和最恐怖的后果。虽然大家都不想触及这一面，但我们现在还是得聊聊它。抑郁症的影响无孔不入，让我们看不到挣脱的希望，这种时候，自杀的情绪会找上我们。抑郁症逐渐进化成一头表情狰狞的凶残怪兽，随时可以将我们撕成碎片。结束自己的生命变成摆脱这一切的唯一出路。

曾经有一次，我的心情跌落得比想象中还要严重。我感觉一切都结束了。我看不到未来，感觉自己彻底被摧毁。我坐在餐桌前哭了好久，估计有几个小时的时间。头脑里的负面想法让我感受到无尽的痛苦，我知道下一步应该干些什么，我已经做好了计划，准备结束自己的生命。

然而幸运如我，电话铃突然响起，是母亲打过来的。我的伴侣吉米白天要出去工作，母亲会代替他，每天监督我的情况。她知道我的情况不好，但是并不了解我已经处在彻底放弃的边缘。她听到我的声音就知道情况危急，她严厉地跟我说："你现在就给危机处理团队打电话。"

我挂掉妈妈的电话，打通了精神科医生留给我的电话号码。一位声音清脆的女士接起电话。我没有听懂她说了什么，只能把电话挂了。抑郁症发作时，我通常很难跟上别人快节奏的交谈。当时，电话另一端的语速对于反应能力缓慢的我而言实在是太快了。我又试着拨通了那个号码，这一次，我努力听清了"精神健康"这几个字。

我脱口而出："我需要帮助，我现在想自杀。"

对面的声音说道："啊，你要找危机处理团队今天的值班人员吧，他们不是这个电话号码。我这边是行政办公室，他们的分机号不是这个，我告诉你他们的电话。"

我拿起离自己最近的一支笔，用颤抖的手在信封后面记下那串数字。她念得很快，我不得不让她重复了好几次。深呼吸之后，我再次按下电话。电话接通了，在抽泣和深呼吸的间歇，我试图解释现在的情形。一个冷静、沉稳的男性声音开口问我姓名，之后是一个短暂的停顿，他回答道："好的，凯蒂。我现在要去查看你的病历，之后再回电话给你。"

接下来是30分钟的等待。在当时的情况下，我不是只产生了自杀的想法，或者仅仅在做计划，而是马上就要付诸行动了。你能想象这段等待的时间有多漫长，我有多么煎熬。我唯一有把握的事就是我要结束这一切。

突然门外有人敲门，是我的母亲。她一下把我搂入怀里，紧紧抓着我，仿佛这样就能让我不伤害自己，仿佛只要她抱紧我的时间够长，就能治好我的病情，让我变回从前的自己，找回生命力和幽默感。母亲在身边应该能让我感到更安全，但实际并非如此。想要自杀的念头控制住了我。我说不出话，无法表达自己当时有多么痛苦。我和母亲两个人只能静静地坐在那里。电话响了，我迅速接了起来。对面的人说："凯蒂，我看了你的病历，你在服用双相情感障碍药物。我的建议是请继续服药，相信你很快就能好转。"

电话两边都陷入沉默。在当时的状态下，我只能挤出"好的，谢谢"这几个字。

求助到此结束。我没有再次尝试争取帮助、寻求支持或者要求住院的斗志。如果当时没有人陪着我，自杀估计就是唯一的出路。我肯定会毫不犹豫地吞下那些药片。但我很幸运，非常感谢母亲，让我当时不只是一个人。

我感到心灰意冷，仿佛已经被宣判不再有希望，明明已经丧失斗志，却还要继续战斗。因为哭得太厉害，抽泣中我险些停止呼吸。我感觉身体被掏空，整个人处于生命和死亡之间的灰色地带，想要接近死亡并真的死去。我的思想已经和躯体分离，周围的世界虚无缥缈，我好像一直在神游——只有结束生命才能走出来。

母亲见没能帮我恢复理智，马上采取了下一个行动。她给我的精神科医生办公室打了电话，预约第二天去看病。那天剩下的时间里始终有人陪着我，吉米为了我提前下班回了家。关于那天的事情我只能回忆起这么多，模糊的记忆里满是流不尽的眼泪和无法逃脱的绝望。睡觉是唯一的逃避方式，躺在床上，我想着死亡和睡觉是不是有相同的感觉，我希望可以长眠。

这部分内容可能会让大家觉得很沉重，关于自杀情绪的话题平时很少被人提到，但在这里我们不能回避它。如果你发现自己已经产生或担心未来可能会产生自杀情绪，一定要确认可以从哪里获得帮助，身边常备救助热线和当地的心理健康服务热线，并保证家庭成员或关系密切的朋友知道可以从哪些渠道帮你请求援助。

我们不可能每次都顺利地将抑郁症扼杀在摇篮里，一旦产生自杀倾向，就超出了自我照护的范围。这时，我们必须借助外界的力量。如果你感到抑郁症症状快速加剧，应尽快与专业医护人员联系，避免自杀情绪的产生。

自尊感降低——抑郁症的预警信号

抑郁症就像捕食者，跟在你的身后伺机而动。预警信号非常弱，让它有机会悄悄袭击你。开始时，你可能觉得有一点点"累"，找不到平时的状态。然而，抑郁症会以迅雷不及掩耳之势发展，你会觉得突然之间有千金巨石压在了肩上。更不合理的是，它还可能在我们最开心的时候发作，让我们措手不及。综合考虑这些可能并不明显的预警信号，可以帮你更好地观察自己是否即将出现严重抑郁，保证在必要时及时获得帮助和支持。

- 长时间感到疲劳？一天工作下来感到疲乏是正常的，但如果每一天，无论忙碌与否，都感到疲惫不堪，这便可能是预警信号了。疲劳是抑郁症最早出现的症状之一。你会发现自己在一夜好眠之后依旧感到疲惫，白天还需要小憩，强撑着才能不合上眼睛。另一种极端情况是你可能会失眠或是很早就醒来。疲劳会导致健忘和决策障碍，这可能会影响你的日常工作和生活。你会发现自己迷迷糊糊地乱晃，不停地在想什么时候可以去睡觉。

- 易怒？是不是看所有人和事都不顺眼？这可能也是抑郁症的信号。你会觉得易怒，心情一直不好。你会因为别人在你忙碌时与你交谈、挡了你的路、吃饭声音太大等原因发怒并斥责别人。曾经被无视或忽略的问题突然变得让人无比烦躁和生气。大家都觉得你不可忍受，你也会为自己的暴躁而愧疚。跟正常时相比，你变得容易对别人发脾气，对待事情的态度也大不相同。

- 难以集中注意力？这也可能是抑郁症的症状。无论是处理工作、读一本书或者是看电影，你都会发现自己不能集中注意力。专注于一件事情变成了巨大的挑战。无法集中并不是因为被其他事物分散了注意力，而是因为你感觉自己的思考速度变慢了。

- 食欲暴增或下降？食欲变化也与抑郁症有关。抑郁症发作时食欲会发生巨大的变化。你可能会完全丧失对食物的兴趣，感觉需要逼迫自己才吃得下饭。而另一些人则可能出现完全相反的情况，他们会一直感觉吃不饱。焦虑症和抑郁症经常同时发作，严重的焦虑症也会导致恶心和无法进食。最终，抑郁症会造成体重的增长或下降，从而影响我们的自尊感。有时，抑郁症还会造成消化不良。

- 自尊感降低？你会越来越轻视自己，讨厌看到自己的身体，还会厌恶自己制作的东西或工作的成果，想要撕碎并摧毁它们。工作的时候，你会对自己产生怀疑，觉得自己无法胜任，可能会让老板失望并受到他的责备。

- 社交活动变少？一些人可能擅长社交活动，而另一些人则倾向于独处，但总体上大家都还是比较享受朋友和家人的陪伴。抑郁症发作时，我们慢慢变得无话可说，或是不能忍受身处社交场合。我平时喜欢外出社交，所以一旦我拒绝别人的邀请，或者不想出席某个活动，那一定是哪里出错了。这种时候，想到要去社交我就心头一紧。你还会发现自己逐渐与家人和朋友变得疏远。没有家人和朋友的陪伴，我们会更加与世隔绝，更加孤独，情绪会因此进一步朝负面发展。你可能光是听到"社交"这两个字就感到难受和焦虑。为了不参与社交活动，你会回避各种信息和电话，并找各种理由拒绝出门。

- 丧失动力？这里不是说某一天丧失斗志，而是连续几天甚至几个星期意志消沉。就像无法集中精力一样，缺少"马上行动"的动力也会影响工作和学习。完成工作任务或者跑步健身就好比艰难地攀登高不见顶的大山。我自己会感到所有动力和主动性都消失得无影无踪，只想蜷缩在沙发里看电视。

- 不再热衷于兴趣爱好？生活中所有的事情，包括你曾经的爱好，都变得格外耗费精力。当然并不是说连在网飞上找部好剧的力气都没有了，而是当发现所有爱好和兴趣都不再吸引你时，你会觉得自己内心变得麻木起来。抑郁症发作时，曾经让我们感到快乐的兴趣丧失了它的魅力，很多抑郁症患者都表示，他们感到内心十分空虚。我是一个充满创造力的人，但是当抑郁症发作时，绘画、素描或写作都不能让我提起兴趣。你跟伴侣的关系也会发生变化，很多人发现自己丧失了对性生活的兴趣。

了解预警信号能帮你在抑郁症发作之前做好准备。抑郁症一旦发展到重度，将很难在中途扼制住它。大家都有必要知道自己的预警信号有哪些，但就像躁狂症那章提到的那样，我们不用因为这个信号清单而时刻处于紧张状态。缺少动力可能是因为刚结束一天辛苦的工作，或者是正好在思考别的事情；感到生气可能是因为工作或生活中出了一些状况；感觉疲惫也可能是生理疾病所致。每一个预警信号单独出现时，都不能作为抑郁症即将发作的确切依据。给大家介绍这些信号，是为了帮助大家更好地了解双相情感障碍。抑郁症不会轻易从背后袭击你，你可以在距离危险很远的地方提前观察到这个捕食者。

告诉身边人你的感受，告诉他们你发现自己的行为出现了变化，担心抑郁症可能即将发作。问问他们是否也注意到这些变化，是否有同样的担心。提前告知伴侣、家人和身边好友你的抑郁症预警信号，让他们时刻关注你，并在发现举止异常时马上提醒你。

随着和疾病做伴的经验不断增加，我越来越擅于察觉自己情绪的负面变化。即便如此，有时还是会错过明显的行为变化或预警信号。考虑到我不能每次都及时察觉抑郁症即将发作，平时我会依靠我的伴侣帮我注意这些预警信号。通常只要能顺利发现这些信号，我就有机会在病情恶化或危机出现之前采取行动或者做出改变。

你担心抑郁症即将发作时，一定要预约医生咨询。记得要求更长的咨询时间，以便获得更充足的机会跟医生交流感受和讨论治疗方案。情绪出状况时，我通常会预约两次咨询，因为人在情绪不稳定时，需要花比平时更长的时间才能解释清楚自己的感受并让医生理解你想表达的意思。多预约一些时间还有另外一个好处，就是避免时间不足造成的紧张和压力。

找到你的抑郁诱因

- 压力事件。丧亲、分手或者失业等事件都可能造成抑郁症。独自面对这些问题时发生抑郁症的风险更高。严重的压力事件是造成双相情感障碍患者患上抑郁症的主要诱因之一。甚至我们渴望的事情，例如新工作、毕业或搬家，也有可能诱发抑郁症。

- 性格因素。如果你的性格里具有自尊感低或者自我要求过高等特点，会更容易患上抑郁症。认知行为疗法是针对此类患者的有效治疗方法。认知行为疗法可以纠正我们对自我价值和周围世界的错误想法。

- 生产。双相情感障碍的女性患者在怀孕后极易患上抑郁症。激素和生理变化及突然降临的责任都可能导致产后抑郁。

- 孤独。造成孤独感的理由多种多样。可能是身边的朋友搬家了，或者出于上学或工作原因搬到新的地方生活。感觉被孤立、没有人沟通交流和倾诉烦恼都可能引起抑郁症发作。

- 酒精和其他药物。通过大量饮酒或服用其他药物治疗抑郁症只能加剧病情恶化，尤其是在青少年患者身上。酒精具有超强的致郁作用，会加剧抑郁症症状。

- 疾病或受伤。严重的疾病或受伤可能导致抑郁，此类严重事件会破坏生活常规，扰乱生活节奏，通常会让我们感到非常低落。

部分诱因是可控的，比如饮酒和服药。但是，我们很难为重大生活变故等事件，尤其是突然发生的重大事件提前做准备。请你仔细回忆过去的抑郁经历，有哪些重要事件可以被当成诱因？如果能够发现某些规律，将能帮你为今后同类事件的发生做好准备。

第 五 章

精神病：不真实的现实

精神病不是一个轻松的话题，大家避之唯恐不及。但考虑到双相情感障碍患者确实会产生精神病性症状，我认为加入这一章内容还是非常有必要的。长期以来，围绕精神病存在很多亟须纠正的误解，假如能够冲破这片禁区，我们也许可以更加平常地向其他人袒露自己的过往经历，变得不那么孤独，并最终获得帮助。

　　现在让我们看看哪些人在什么情况下会有精神病性症状：

- 精神病性症状可能伴随严重躁狂或抑郁发作
- 也可能伴随严重的混合性情绪发作
- 是双相情感障碍Ⅰ型和Ⅱ型的症状之一，更常见于Ⅰ型患者
- 循环型情感障碍患者不会患精神病

- 并不是每次躁狂或抑郁发作时都伴随有精神病性症状
- 过去未曾发作不代表将来不会发作

为什么我会在一本描写双相情感障碍的书里提到精神病？原因很简单，这两者其实比大家了解的更常相伴出现。Goodwin和Redfield-Jamison（2007）发表的荟萃分析（一组研究）结果显示，61%的双相情感障碍患者人生中至少出现过一个精神病性症状。

我们可以将精神病性症状划分为两种类型：幻觉和妄想。这两种感受并非相互排斥，发作时可能单独出现，也可能同时出现。

幻觉

感官感受到并不真实存在的事物：

- 幻听：听到言语声或其他声音。
- 幻视：看到人、物或其他景象。
- 幻触：皮肤上有异常感觉或感到被他人触摸。
- 其他感官感受，例如味觉或嗅觉感受到并不存在的对象。

妄想

妄想，一言以蔽之，就是不真实的感知，尽管它不合理，但人们依旧相信。

- 被害妄想：患者感受到来自外部力量的威胁，他们想要控制、伤害甚至杀害自己。
- 夸大妄想：患者感觉自己极为重要，拥有至高无上的地位，强大到不可战胜。

这一切都关于心境

双相情感障碍患者产生的精神病性症状可能与心境相协调或不协调，下面让我为大家简单地说明一下。

与心境协调，说明患者的精神病性症状与其心境相符。抑郁症患者可能听到有声音告诉他，他其实毫无价值；或者患者可能断定自己患有无法治愈的或致命性的疾病。躁狂症患者可能听到有声音在鼓动他，或者产生让他相信自己是超级英雄的妄想。

与心境不协调，则说明患者的精神病性症状与其心境不一致，例如患者在抑郁或躁狂状态下产生相同的妄想。但是这种情况甚是罕见，大部分幻觉和妄想都是与心境相符的。

通常精神病患者的思维和语言都会受到影响。如前文所述，思绪奔涌和胡言乱语都是躁狂症的表现。

双相情感障碍还是分裂情感性障碍？

分裂情感性障碍影响患者的心境和思绪，此类患者同时具有双相情感障碍和精神分裂症症状。两者的不同之处在于双相情感障碍是一种心境障碍，而分裂情感性障碍还包括与躁狂或抑郁无关的幻觉和妄想。

精神病并不会让你变得危险或恶劣。因为误解和偏见，"精神病"被错误地当作贬义词使用。比如，大家经常把残忍或者喜怒无常的人叫作神经病，大家还经常用精神病或者妄想症来议论政客和公众人物。诋毁别人患了精神病是不负责任的行为，真正的精神病患者往往面对着恐惧、混乱、脆弱和孤独等感受。

伴随幻觉和妄想生活的人其实是社会里的弱势群体。他们与现实脱节，无法判断看到或听到的事情的真实性，这是非常可怕的。精神病患者比一般人更容易伤害到自己。然而仅在英国，通过"改变就在现在（2015）"活动，我们看到超过1/3的民众认为心理疾病患者有暴力倾向。有精神病性症状并不意味着你变成了"疯子"或"怪物"，你不会因此变成可怕或者危险的人。

羞耻感是一种难以摆脱的情绪，所以你必须照顾好自己。可以尝试改变看问题的视角，很多人抱有偏见是因为缺少对精神病的了解，而非刻意想要伤害你。而另外一部分人由于自身的偏见已经根深蒂固，他们如何看待你和你本身并没有多大关系。把想法和感受写下来也许能帮你化解受到的偏见。如果你觉得这个方法不适合自己，还可以尝试进行创造性活动或制作东西，将经历过的痛苦转化为创造力能帮你走出过去的阴影。可以的话，尝试向信任的人倾诉你的遭遇。我将在第七章进一步展开讲述我们如何直面和应对羞耻感及偏见。

穿着帽衫的男人——我在抑郁症期间的幻听

抑郁症发作时，我能听到非常吓人的声音。它们听起来十分清楚、明确，而且跟我自己的思考毫不相关。

我住在一条繁华的街道上，到处都是商店和行人。我基本上每天都会经过这条热闹的街道，几乎从未感受过压迫感。有一天晚上，我独自下班回家。路上很黑，道路上车辆熙熙攘攘。突然背后有个声音用恶狠狠的口气说："贱女人，我要绑架非礼你。"

我回头发现背后根本没有人，害怕极了，又回头看了一眼，目之所及的范围内都没有人。我加快了回家的脚步，对面一个女人与我擦肩而过时，我吓得鸡皮疙瘩掉了一地，都能听到心脏在胸口扑通跳动的声音。因为惊吓和恐惧，我感到非常恶心。我很确定有人对我发出威胁，确定有人在背后跟踪我。我把他想象成一个穿着帽衫的男人，在恐吓我之后与我擦身而过。离家越来越近的时候，我整个人都因为恐惧而颤抖着。我不想变得疯狂，不想失控，不想因为听到的声音变得手足无措，也不想让伴侣觉得我精神不正常而区别对待我、害怕我，还害怕那些声音可能指使我去做的事。你知道你的大脑其实在蓄谋伤害和恐吓你，这种感觉会让你非常不安。

我怀揣着这种想法回到家里，见到吉米后把刚才在街上发生的事情告诉了他。他很坚定地说要报警，不会让这件事就这么过去。我感到既困惑又害怕，不想接受这一切。问题不在于这个恐吓我的人是否真的存在，而是我确实感觉到了他的存在。那感觉就像是有一个坏人闯进我的大脑，抢劫了我的情绪。我感觉自己被侵犯了，而罪魁祸首是我自己的大脑。

突然的猫叫

我当时一个人在家，坐在沙发上看电视，由于严重抑郁，已经无法工作。我无法承受来自外部世界的巨大压力，情绪非常不稳定，接触到的事和人都让我感到头痛。突然之间，我听到一声猫叫，这只猫声音洪亮，叫个不停，我感觉一下子就被它的叫声包围住了。我没有养猫，所以决定无视这叫声，心想肯定是窗外某只野猫的声音。我的邻居经常在他家门口喂一只流浪猫，这会儿一定是它正饿得找食吃。我调大了电视音量，想无视猫的叫声。然而过了10分钟、20分钟，猫依旧叫个不停。

"这猫到底怎么回事！"

我再次看向窗外，外面下着倾盆大雨，人站在外面一秒就能浑身湿透。但是这刺耳的叫声让我忍无可忍，大雨也不能阻止我，我连鞋都没有穿就跑了出去。在找到这只猫之前，我感觉自己根本无法停下来。为了让自己恢复平静，我需要帮助它，让它别再叫下去。

我穿着袜子、牛仔裤和T恤就跑出门了。在我家前廊和邻居家门口都没见到猫的影子。我检查了所有地方，屋前窗户下的小灌木丛很适合它藏身，我跪在地上手脚并用，把那里检查了一遍，结果一无所获。我身上都湿了，还粘上了泥水，T恤和牛仔裤早已被雨淋透。

"它不在这里，还能在哪儿？"

我还是能听到猫的叫声，但无法判断这声音到底是从哪里传来的。我感觉自己就像戴了一副耳机，那叫声就像是从耳机里传出来的环绕立体声，直接进到了耳朵里。

我决定去更远的地方寻找。有个行人从我身边经过时瞥了一眼我的脚，粉色的袜子沾上泥水，已经变成灰褐色。我向街上一望，路边停满了车，我可能得检查每一辆车的车底才行，这种感觉太绝望了。

我沿着马路向前走，因为走得很快，双脚不自觉地用力踩压着地面。我来回走了两趟，没有放过路边任何一辆车，幻想着有只猫正在盯着我看，但实际上我连动物的影子都没看到。我冻得浑身发抖，头发也全被雨水打湿，这一切太荒唐了。我在干什么？我就像个疯女人，在瓢泼大雨里没穿鞋也没穿外套，不知道在别人车底下摸索着什么。我觉得还应该再检查一下屋后的花园，于是就回了家，但依旧什么都没发现。最终我不得不放弃寻找。衣服已经湿透了，我回到楼上房间换好干净衣服，但猫叫声一直没有消失。

"老天爷，快别叫了！"

我要怎么做才能让它停止？我回到客厅，再次打开电视。

两个小时，猫叫声又持续了整整两个小时。愤怒已经到达了临界点，我几乎就快要拿起椅子朝前窗砸去。我感到怒火越烧越旺，却又束手无策。

突然之间，叫声停止了，就像它出现时一样出乎意料。我获得了解脱，但是这段经历让我烦恼不已。

为什么一定要找到这只猫？

当时，我还从未跟身边人提起过幻听这件事情。唯一的知情人是我的精神科医生。那只猫必须真实存在。我不想承认听到的声响是幻觉所致，不想承认我有精神病。我无法接受精神病是我生活的一部分，我能听到别人听不到的声音。

"我是无敌的"——在躁狂症发作期间的幻听

我不仅在抑郁的时候会听到声音，躁狂症发作时也是如此。区别是，躁狂症会令我感到快乐、神采奕奕、干劲十足。

书

我在大学里沉迷于写小说。当时学生之间有一个比赛，第一学期每人每天都要写 500 字。我参与了这个挑战，全身心投入写作，通过自己与自己对话，设计故事情节。

我还记得在我青春期至 20 岁出头的时候，独自在家或者在卧室时，我会突然听到一些声音。躁狂症发作时，我本来就会更激进，愿意尝试任何事物。我感觉自己就像是可燃物，只需要一丝火花就能把我引爆——歇斯底里或狂怒。有些时候，是那些声音提供了火苗，它们对我说话，语气永远那么生动，准备怂恿我再往前迈一步。我现在已经记不清当时大部分的对话，那些声音被躁狂症的阴霾笼罩其中。我只能依稀回忆起一些片段。那些声音经常突然出现，而我总是很开心听到它们。

我会像刚跟多年不联系的老友通完电话一样，兴奋地冲下楼；或者像收到好多糖果的小朋友一样，在屋里跑来跑去。我浑身充满了能量，急切地盼望有人赶快回家，分享我的喜悦。我迫不及待地想跟他们分享刚刚发生的事情，而每当这时，家人和朋友就会迷惑地盯着我，不知道究竟发生了什么。好像总有一些东西在阻止我解释清楚自己为什么那么兴奋，他们知道我和大脑里的声音发生的所有精彩绝伦的对话都是病态的。

说回我在大学里写小说。不知道为什么，小说里的一个角色逐渐演化成了与我对话的声音之一。或者，那个声音本来就存在于我的脑海中，是我把它写成了书中的角色？我不确定到底是怎么回事。我跟它不仅聊书里发生的事情，还聊书外发生的一切。这个声音有自己的个性，与我毫无关系。它深深植根于我的内心，即使最后我没能写完那本小说，这个声音还是留了下来。它时时安慰我、逗我笑，帮我适应新环境，它的存在从来没有让我觉得是坏事。它还鼓励我去认识新的朋友、找男朋友、多参与社交活动和欣赏自己。

我从来没有聊过或者在日记里提到过这个声音，记录与它的对话非常奇怪，我的头脑创造出了一个仿佛真实存在的人与我说话，这让我感觉有些难为情。

我是无敌的！

我曾经有好几年的时间一直能听到一些声音，它们听起来那么真实、生动、充满能量，感觉就像是我的朋友一样。它们一直在鼓励我，让我对自己充满信心，认为自己能取得一切成功。这些声音会不停地跟我说话，它们是躁狂症带来的积极影响。我很愿意跟躁狂症的这一面相处，这种情绪很容易令人上瘾，谁不愿意自己创造力十足，有信心完成任何挑战呢？但问题是，变化总会到来。

对我来说，精神病性症状最终会变成一种伤害。原本平滑的角度突然变得锐利，将我暴露于危险之中。这些利刃通常以妄想的形式出现。妄想指的是你相信一些并不真实存在的东西。没有证据能证明你相信的事物真实存在，你却肯定自己没有错。就像我曾经一直相信我不会受到伤害，我就是无敌的。

相信自己是伤害绝缘体的想法很快就证明了其危险性。在这种思维作用下，我养成了过马路不看交通状况的习惯。妄想症让我相信所有车辆都会为我停下。我如此重要，肯定没有人敢撞我；我不会遇到危险，有一股隐形的力量在背后保护我。我还相信即使被撞了（当然我觉得这种可能性微乎其微），我也不会受伤。我有过太多次差点儿被车撞倒的经历，行人们冲我大喊，让我不要在路中间停留，还好我的伴侣总能在最后一刻把我拉走。我曾经被撞倒过两次，那两次我都是仅仅擦破了皮、留下了几处瘀青。这些经历让我更加相信自己的妄想，感觉像是有证据能证明我的想法完全正确。然而，没有受过严重的伤害只能说我实在是极其幸运。

隐瞒和否认

幻听持续了好几年时间，我一直不敢告诉任何人。曾经有很长一段时间，我相信能听到声音是正常的，至少我让自己相信是正常的。几年前，出于一些原因，我了解了精神病有哪些症状，我感觉总有一些东西在困扰我，而且必将变成严重的问题。

看到一个又一个精神病的症状，我控制不住自己，哭了起来。我仿佛看到了自己，这些症状跟我的表现非常吻合，白纸黑字写在那里，清晰得刺眼。我知道多年来我一直在欺骗自己。此时的泪水是因为其实几年前我就已经知道了事实，但选择将真相掩埋。

我突然感到非常焦虑和恐惧，要如何跟别人坦白？我担心如果将我听到的那些咆哮和吼叫告诉别人，他们一定会觉得我不正常，甚至是疯了。曾有几次我试图寻求他人的帮助，但总是不能清楚表达自己。这种情况下，我不知道该如何跟人沟通。

最后，我决定向我的伴侣吉米坦白。我们在一起5年了，而且他在我接受诊断和治疗的过程中，陪我度过了情绪崩溃的时刻。如果说有一个我信任和愿意倾诉的人，那一定是他。我尽量放缓语速，小心措辞，将这件事告诉了他。他一开始不知道应该如何面对，第一个反应是尝试与我共情，他说他也有过一些奇怪和不同寻常的经历。但他这么做让我感觉非常糟糕。我不需要他与我共情，因为他根本无法真正理解我。况且我并不需要他完全的理解，我需要的只是在我精神病发作时，他依旧能陪在身边支持我。

对于我一直跟他隐瞒病情，他感到有些失落，不是生我的气，只是有些落寞，并为我担心。我没有让他知道我一直能听到让人不安和恐怖的声音。后来我们开始一起面对这些问题，我们的关系反倒因这些困难变得更加牢固。有了吉米站在我背后，我觉得压力变小了，不再为承认幻听而担惊受怕。

之后，我决定把病情告诉父母。向家人坦白是一个巨大的难题，所以我决定写信给他们。我经过一番剧烈挣扎才把信交到父母手里。我坐在他们旁边看他们读完了信，在他们读信的时候，我感到越来越紧张，胸口一阵刺痛。他们看完之后安静了许久，眼神里流露出恐惧和苦涩，他们恐惧的不是我，而是疾病。他们没有问任何问题，母亲只是告诉我说其实他们已经察觉到了。这让我很吃惊，他们从来没有跟我提起过，而且我和父母的关系非常亲密。我想他们应该在等我做好准备时主动向他们坦白，自然地接受这一切。

虽然不安，但我决定把这封信发到博客和社交媒体上与大家分享。读者们留下了各种各样的评论，许多人赞叹我的勇气，敢于分享这段经历。但事情不该如此。告诉别人你的病情不应该被当成勇敢者的行为，也不应该赢得赞赏。我本不应该听到"你好勇敢"之类的赞许。

精神病发作时应采取哪些应对方式？

- 告诉身边的人。如果你开始出现冒险行为和轻率的举动，很可能是受到了妄想症的影响。身边亲近的人需要在上述情况出现时立即察觉你需要获得帮助。你要提前告诉他们应该注意哪些信号，帮他们做好为你寻求帮助的准备。

- 理性思考。这是一个困难的过程，但理性思考可以帮你控制精神病发作时产生的幻觉。你要提醒自己，幻想中的声音、画面、感觉不能伤害到你，你比它们强大。你在感到低落和幻听到的声音阴森恐怖的时候，要试着用逻辑来思考，告诉自己它们也许可怕，但是你很清楚它们都是幻觉。也许听到声音的感觉很真实，但它们不会对你造成任何实质性影响。你可以参考惊恐发作的人，他们并不会真的死掉。同样，你完全可以告诉自己，你也会没事的。

- 分散注意力。如果你独自在家时出现了幻听，最好能找一个人跟你说话。可以给朋友打电话，让他们和你聊天，聊什么都可以，内容并不重要，这样做只是为了分散你的注意力。如果找不到跟你聊天的人，尝试做一些需要创造力的事情，比如绘画、素描、写作，或者做一些需要动手制作或修理的工作，这些事情都能帮你从幻听中分散注意力。

- 贴近生活。让自己更加靠近现实，比如做一些你喜欢的又有实际意义的事情，可以是园艺、做饭、手工或者制作其他东西。用自己的双手创造东西的过程，会让你与现实世界产生更紧密的联结。

- 走出去。不是跟大家开玩笑，在公园或花园的绿地上，你能感到与周围环境关系更加亲近，这种亲密感也会拉近你与真实世界的距离。

- 与幻听对话。有些人觉得和幻听到的声音对话是不错的办法。如果那个声音在吓唬你，那就对它说"走开"或者"你伤害不了我"，通过这种方式控制住它。跟幻听到的声音对话，能让我们更好地了解它们。

- 制订计划。在精神状态正常的时候制订好计划，列举出一旦精神病发作后其他人能为你做些什么，包括救助热线号码，以及其他人可以通过提供哪些建议或如何交流来帮你控制情绪、回归现实。

- 分享经验。跟其他有类似症状的人交流可能会对你很有帮助。这种交流能帮你与患病的经历和解，并从别人身上学到有用的应对方法。

诱因和预警信号

大多数情况下，精神病性症状会伴随严重躁狂症或严重抑郁症出现。与躁狂症发作时的过度消费或抑郁发作时的孤独感类似，精神病性症状会像双相情感障碍的某种症状一样突然出现。所以，抑郁症和躁狂症的诱因通常也可以用于预判精神病。一些主要的诱发事件包括生活变故、压力、饮食、酒精和睡眠障碍等。有些特定事件可能会加重精神病性症状，需要引起特别注意，比如谈论精神病就可能是诱因之一。双相情感障碍患者都了解，我们的大脑本就没有按照对我们有帮助的方式运转，有时还会起到负面作用。所以在和别人聊天时，一旦发现某些问题，你担心可能会诱发精神病性症状，一定要告诉和你聊天的人，这些问题让你不太舒服，或者干脆尝试换一个话题。

掌握你个人的发病诱因和加重病情的因素之后，便可结合它们制定相应策略。注意观察曾经有哪些方法对你有帮助，并继续沿用。预警信号方面，主要关注抑郁症或躁狂症的信号即可。

如何进行治疗？

认知行为疗法（对我们如何处理想法和情绪的治疗）可以帮助你应对未来精神病发作的情况。

药物建议包括抗精神病药物和情绪稳定剂。精神病首次发作时，需要进行相应的药物调整。

家庭咨询可以帮助身边的人了解精神病。

艺术治疗帮我们用富有创意的方式表达情绪。这种治疗方式以绘画或其他创作活动为载体，对难以用语言表达自己经历的人尤为有效。

/ 第 六 章 /

**双相情感障碍与生活：
如何面对情感、工作和
日常？**

我们并非生活在零压力或零责任的气泡里，无法彻底避开各种双相情感障碍发作的诱因。有时生活就是会给你一记耳光，然后彻底击沉你，这时我们可能会产生严重的情绪波动，从而陷入抑郁或者轻躁狂和躁狂的旋涡。有时我们能顺利度过这些艰难时刻，而另一些时候，我们举步维艰，深陷泥淖。应该如何在维持正常的社交生活、工作、家庭、兴趣爱好的同时，管理双相情感障碍呢？这不是轻易就能解决的问题，甚至需要我们做出某些改变，但这就是现实。我们没有必要自怨自艾或者感觉被压得喘不过气来，生活和疾病可以调和，我们仍有希望将生活引领至正确的方向。

什么是高功能和低功能？

- 高功能指的是可以工作、参与社交和照顾自己的双相情感障碍患者。
- 低功能含义相反。双相情感障碍让你无法正常工作、照顾家庭和个人健康。

大家都有处于高功能或低功能状态的时刻。情绪稳定时，要保持当下的生活常规并延续那些好习惯。情绪不稳定时，要相信这种情况会有消失的时候。

我个人很不喜欢"高功能"或"低功能"的定义。

首先，它们与双相情感障碍的特点不符。对于大多数患有双相情感障碍的人来说，他们的功能状态每天都不同，随着不同事件也会发生变化。这么多年来，我需要应对和管理的双相情感障碍，基本每周，有时甚至一天之中，就会发生变化。在双相情感障碍发作的部分时间里，你可能感觉处于高功能状态，能够外出、见朋友和家人，可以做饭，照顾自己，完成日程表上的所有任务，或者完成当天想要去做的事。而处于低功能状态的时候，如果在躁狂症或轻度躁狂症发作期，你会感到气愤、易怒，行为鲁莽，甚至给自己带来危险。如果在抑郁症发作期，你会无法下床，不能穿衣服，并且会产生自杀情绪。即使有时看起来情绪得到了控制，但其实我们始终处于生病的状态。

每个人都有自己擅长的领域，部分人擅长学习，部分人更有创意，还有人擅于与他人相处。不同的人受到双相情感障碍的影响也与此类似，部分人可以胜任全职工作，但家庭生活如一团乱麻。另外一些人可以轻松参与社交，但工作会让他们焦头烂额，无从下手。

双相情感障碍对我们带来的不同的影响可能会误导伴侣、家人、朋友甚至同事对我们的看法。许多人只看到你能做什么，既然已经成功过一次，为什么不能有第二次？为什么不能一直是那个样子？对双相情感障碍患者来说，事情并不是这样的。身边人对我们的误解可能使大家的关系变得紧张，甚至加重疾病带来的相关压力。

在公共环境里被认定为"高功能"也会造成麻烦。例如当你无法履行承诺或者不能给予他人精神支持的时候，他们可能会对你感到失望。他们不知道努力维持人前的形象已经耗尽你全部的精力，你已经无暇顾及其他事情。你需要承担的责任变得越来越多，如果不小心处理，最终迎接你的将是情绪崩溃。大家并不知道你为同时处理双相情感障碍和生活里所有其他问题所需付出的努力。

大多数时间我都是大家眼中的高功能人士。抑郁症发作时，我仍然可以保持微笑或纵情大笑，跟朋友和家人开玩笑，甚至可以彻夜参加聚会，享受生活（是不是很吃惊、很意外！没错，即使患有双相情感障碍，你还是可以出去玩和让自己快乐）！我可以正常工作，并尽最大努力将它做好。处于轻躁狂状态时，我能够很好地把握自己，不会变成一股冲动或愤怒的龙卷风。我甚至能够在出现幻听的同时值班。你应该觉得我会为此感到很自豪，事也确实真的有一点。

然而当严重抑郁症或躁狂症发作时，我构建的形象会彻底崩塌。我不是唯一一个如此伪装的人。长时间维持积极和健康的外在形象让我们精疲力竭，最终需要为之承担后果。我们并不是有意为之，因为生病，我们早已学会要更坚强，或者成了伪装的专家。必须承认，这种方法绝不是应对疾病的最佳方式。如果你明明没有控制好情绪，却佯装没事，我对你有以下几个建议：

- 不要害怕以真实的一面示人。我们需要学习接受自己的脆弱，让别人知道我们其实状态不好，并且完全不用为此感到羞愧。真实做自己会让你和他人的关系更加坚固。把真实的自己隐藏在面具之后非常耗费心力，而且面具总会滑落，人们会看到被隐藏起来的真相。他们一旦发现了真实的我们，就可能会产生负面情绪，会因为我们不愿意向他们展示真实的自己而感到被冒犯或者失望。

- 不要设定过高的目标。问问自己，你想做的事情是否实际？会不会因为实现这个目标而精疲力竭甚至生病？会不会因为没有实现目标而给自己埋下了失望的伏笔？如果对以上任一问题的答案是肯定的，那这个目标就不值得你去努力。同样的道理也适用于想做的事情太多的情况。你想要实现的目标也许是现实的，但是如果为了实现这个目标，还需要先完成两三个甚至更多的小目标，事情将超出你的承受范围。一定牢记，我们的首要目标永远是健康和安定。

- 所有人都有挣扎。无论是否愿意承认，每个人的内心深处都会出于某些原因而挣扎。总是风平浪静的表象之下，是另一番景象。每个人都在某种程度上保持着一种外在形象。双相情感障碍患者确实更容易出现挣扎的感受，但是其实所有人都经历着精神、身体或以上两个层面的挣扎。

- 我们并不软弱。我们只是生病了，这不表示我们软弱。疾病实际上会让我们更加坚韧，学会应对事物的新方法，不断成长。经受过抑郁症和躁狂症的历练，足以证明双相情感障碍患者是多么坚强。尽管患有精神疾病，我们仍然坚持不懈，直面生活，这便是坚强在人身上最好的表现。

工作

双相情感障碍对人的影响表现在很多方面，因时间、场合和人员而异。

几年前我曾严重崩溃过一次。那时我在社区做一份家庭社工的全职工作，主要负责运营为当地困难家庭服务的儿童照护中心。这份工作强度很大，而且要求我承担很多责任。我要举办面向儿童和家长及产后家庭的活动，开展儿童行为管理培训和婴儿按摩讲座，还要为儿童家长提供一对一的帮助。我很爱这份工作，感到自己在为社会和他人做贡献。

然而崩溃突然之间到来，让我没有能力继续面对生活。在确定自己无法继续工作和辞职之前，我请了 6 个月的病假。之后，我被确诊为双相情感障碍。尽管知道了病因，但是疾病还是夺走了我全部的自信，我觉得自己再也无法从事照顾他人的工作。加上休病假的半年时间，我大约有两年没有工作，这对我来说是很大的打击。工作定义了我，我曾经为自己每天奋斗的事业感到无比骄傲。

后来觉得可以重新开始工作时，我知道需要找一份稳定、轻松的工作，让我在完成自己的职责下班后不会有任何心理压力。我找到了一份独立咖啡厅的工作，它完全符合我的需求。我需要承担的责任微乎其微，不用到了午夜还在担心其他家庭或儿童的福利。我在这家咖啡厅工作了两年半，之后觉得应该换个地方，于是就去了另外一家咖啡厅。但我真正希望的是能彻底离开咖啡厅的环境。

工作压力虽然不大，但双相情感障碍仍在困扰着我。每隔一个月，我都会因为病情加重而不得不请假休息。我开始意识到，全职工作，甚至是减少工作时间的兼职工作，都不太适合我。疲劳是躁狂症和抑郁症的诱因之一。固执如我，即使已经很难受了却仍然坚持工作也是诱因之一。状态不好的时候，需要花时间恢复，但以往我总是戴着的面具继续坚持工作。我的健康状况因此急转直下，我也在精神疾病中越陷越深。双相情感障碍是十分严重的疾病，我必须花更多时间才能照顾好自己，因此在可预见的未来我都要彻底放弃工作。

5年前的我绝不会做出这样的决定，那时的我是个自负的工作狂。但是现在我意识到，如此固执只能进一步拉垮我的健康状况。目前，我的身份是一名自由职业作家，可以自行选择工作时间和内容。不能从事传统职业还是让我心有不甘，感觉有声音在跟我说"你是一个失败者"。我正在努力忽视它。我深知自己可能永远都无法坚持朝九晚五的工作，或者完成一整个轮班，我正在努力接受这一切，以平和的心态面对现实。健康最重要。我希望自己能更长久地维持情绪稳定，享受生活，甚至在未来成为一个母亲。只要我努力管理情绪健康，相信这些都会成为现实。

你真的不上班了，才会意识到身边有多少人会议论你。参加聚会的时候，只要你跟别人聊天，就躲不过他们的提问。大家想要了解你时，通常会开口问：

"您是做什么工作的？"

"你现在忙什么呢？"

这些问题实际上话里有话。你开始感到害怕，于是为自己为什么没有工作而找理由：

"我正准备换新工作。"

为什么要对自己因为精神疾病而无法工作的事实感到羞愧？这不正说明了你对自己的健康负责，不希望因为工作而加重病情吗？生命中还有比工作更重要的事情。你不想用工作来定义自己。如果你发现自己没有能力继续工作，说明你其实已经为此挣扎过许久。需要放弃工作，那就放弃它，不用为此感到羞耻。

能够定义一个人的事情太多了——他们的兴趣、热爱的事物，以及性格，等等。

我每次都毫不遮掩。我才不管别人怎么想，不管得知我有双相情感障碍的事情会让他们感到多么不适。如果有人真想了解我，真正的我，他们就应该知道我在跟精神疾病做斗争。因为病情太过严重，所以我无法继续工作。谎言只能给我的自尊心蒙尘，撒谎最终伤害的是我自己。

选择这种应对方式并不容易，我知道很多人因为害怕被别人评论而不愿意坦白自己的病情。如果有些人因为你生病了不工作而对你品头论足，那他们根本不配成为你的朋友，不配你花时间与他们交往。当你在越来越多的场合提起精神疾病，你会发现这个话题变得不再难以启齿。而更多的人在听到这些经历之后，对待精神疾病的态度也会更加开放和包容。

大家都需要钱，这是不可否认的。我们不可能因为生病永远享受补贴，甚至某些疾病都没有达到补贴申领标准。那么我们如何让工作相对简单一些呢？

• 找到平衡。工作和生活的平衡是管理双相情感障碍的核心之一。无论你在晚上和周末喜欢做什么活动来放松，一定要坚持。工作只是工作，不必成为生活的主宰。我们每个人都需要休息和放松。

• 要求弹性工作。如果你认为工作给你带来了压力，可以向人力资源部门要求进行"合理调整"，包括灵活安排工作时间、居家办公（如果你的岗位允许），或者定期跟经理面对面交流。

• 调整状态。对是否锁好门和已经发出的邮件内容的担心只会加重你的身心压力。我们都知道压力是双相情感障碍的主要诱因之一。不妨把通勤当作调整状态的开关。在路上做一些和工作无关的事，比如听你喜欢的音乐或广播、读书，或者给朋友打电话。

• 及时休息。生病时，千万不要迫于压力继续工作。尤其是在需要赶工、受委托工作或者带领团队时，会特别容易因为肩上的责任而坚持工作。坚持工作会导致病情恶化，它比其他任何原因都要严重，而且当你再次回到工作中时，身上的压力只会更大。

学习

双相情感障碍会成为学习道路上的拦路虎，对学业造成严重的负面影响。

如果在大学期间被确诊为双相情感障碍，最好跟学校要求推迟上学或休学。为了保证健康，不要害怕跟学校申请推迟一个学年入学。

上大学后依旧住在家里或者和信赖的朋友住在一起会对你

很有帮助。远离家庭意味着远离平时的安全环境和生活常规。外出上学和离开家庭环境都有可能造成巨大的情感波动，由此引发的压力和焦虑甚至可以直接诱发抑郁症或轻度躁狂症 / 躁狂症。再考虑到社交、聚会和过度饮酒，触发心境障碍的风险会进一步被放大。

我从 2004 年开始在巴斯大学学习创意写作专业。巴斯大学和我的家乡雷丁镇不在一个地区，所以我住到了学校的公寓里面，离开了平时的生活常规和安稳的环境。很快我就感到不适，最初是持续几个月之久的躁狂症，到了第二学期，在所有精力都消耗殆尽以后，我陷入了抑郁。

我没有力气去上课或打工，所以都放弃了。我想去上创意写作课，可是无法完成小组作业。突然之间，我变成了一个彻底没有自信的人，曾经活泼的我不见了。

我的外表和行为举止也与以前判若两人。我不再化妆，也不在乎连续三天穿同一件宽松的 T 恤和牛仔裤，从前那个开朗明亮的我消失得不见踪影。为了调动起一些积极性去做些什么，有时我会在校园里漫无目的地闲逛。我的校园坐落在巴斯的山林里，周围环境非常优美。我曾经沿着湖畔散步，但眼里没有周围的风景，只是一步接一步地挪动着双脚，浪费一些睡觉前的时间。我始终低着头，不想跟途中遇到的任何人发生眼神接触，我害怕万一抬眼看到了一个认识的人，就必须跟他交谈。

朋友们会来看望我，逼着我跟他们一起外出。为了不让他们看到我，我整天都不拉开窗帘，一个人坐在漆黑的屋子里，戴着耳机听音乐或者看电视节目。惊恐发作出现时，我会连续几个小时坐在浴缸里，努力控制呼吸，希望热水的温度能神奇地带走所有痛苦。我感到自己是完全孤独的。

病情最终发展到我再也不敢走出房间，外面的世界就像一场噩梦，我害怕那里的一切。我觉得只要踏出房间一步，生活就会化作洪水猛兽咆哮着向我袭来。我就呆呆地坐在房间里，不吃不喝。校园里有一个报刊亭，离宿舍只需步行五分钟，但这段距离对我来说比以往所有旅行都辛苦。以前抑郁症发作时，有家人陪在身边支持我，他们能给予我安全感。但在学校，我感觉自己被赤裸裸地暴露在生活面前，困在自己的房间里，身后完全没有安全网的保护。

我在第二学期结束后办理了休学。因为抑郁症的再次发作，我感觉自己无比失败，痛苦不已。

然而我的生活并不完全是灰暗和阴郁的。后来我完成了儿童照护和教育领域的一份实习工作。我收获了巨大的支持，领导允许我请假去接受治疗，为我提供与导师一对一沟通的机会，而且在我状态低落时，还能够申请延期提交作业。

教育经历不一定总是带来负面影响，不是所有人都有类似的大学经历。身边只要有合适的支持机制，你完全可以在学校收获良好的求学体验。告诉学校你患有双相情感障碍，学校会为你提供额外的支持和帮助。你可以尝试主动采取以下几个颇为有效的措施：

- 要求学校提供一对一的关注和支持。
- 定期与导师沟通，交流情绪管理现状，以及是否需要额外的帮助。
- 如果集中注意力存在障碍，那就要求延长测试和考试的时间。
- 找人帮你记笔记。
- 要求将课堂内容录下来。
- 通过抽认卡片练习集中注意力。

家庭和朋友

从恋爱开始聊起

恋爱有时对所有人而言都是个难题，但对双相情感障碍患者来说，绝对是难上加难。确诊双相情感障碍之前，我的每一段恋爱都是不幸的。每一任伴侣都觉得我很难相处。他们觉得我行为怪异，不受控制。一个前男友甚至对我说过："我不知道你到底是谁。我永远不知道需要面对哪一个凯蒂。"

20岁时，我有了第一段认真的恋爱。我在一个聚会上认识了他，我们一见钟情。开始的时候一切都很美好。我们在一起很快乐，迫不及待想见到对方。我们晚上到餐厅吃饭约会，或者去俱乐部跳舞跳到凌晨。恋情继续发展，我们开始一起出行，到乡村郊游。但快乐的时光并没有持续多久，他告诉我他再也不能忍受我难以预测的情绪。分手的时候，他说：

"我坚持不下去了，在你身边太累了。"

他说虽然很喜欢我的陪伴，但是又不能忘记我暴怒和出现妄想时的样子，我性格上的巨大变化让他无法接受。待在我身边不能给他带来快乐，他逐渐开始变得无奈。他想要一段轻松的感情，但我太紧绷了，导致他需要投入太多精力去维护我们的关系。

很快我又进入了一段新的感情，我们是在网上认识的。这是一段远距离恋爱，但距离并没有成为阻碍。我喜欢他的幽默感和热情的性格。我经常跟他提到我的愤怒情绪和难以集中的注意力，突然之间，至少给我的感觉是，他对我很生气。这些情绪波动让我没有时间去看他。我并没有发现我们之间的问题，只觉得他反应过度了。最后他告诉我，我们还是当朋友比较好。

在这些失败的恋爱之后，我终于发现是我的行为让曾经的恋人都离开了我。我开始认为自己有缺陷，可能是哪里出了问题。我感觉自己注定只能谈短时间的恋爱，当恋人发现我有多难相处之后，感情也就戛然而止了。

然后我遇到了吉米。我们是在网上认识的，通过几次电话之后决定见面。我们都是书呆子，对音乐和文学作品的品位类似，这些共同点让我们走到了一起。我们的性格其实截然不同，简直是两个极端，但这并没有对我们的关系造成影响。他很冷静和稳重，在他的影响下，我也变得更有耐心。而我则教他要对自己更有信心，在社交活动中要更加从容。我的双相情感障碍发作时，他非但没有被吓跑，反而更坚定地站在我身边。当我因为情绪崩溃不得不辞掉心爱的工作时，当我被确诊为双相情感障碍时，当躁狂症发作导致我性情多变且易怒时，当我有自杀情绪时，这些我生命中最困难的时刻，始终有他的陪伴。他坦然地面对这一切，给予我关爱和支持。

我们在一起 11 年，其中结婚 5 年。我父亲在婚礼致辞中有一句对吉米的评价，他称吉米为"一个真正的绅士"。

这些经历告诉我，我不只是一个人。即使患有双相情感障碍，你依旧可以获得健康和长久的恋爱。我自己就是最好的例子。尽管不容易，但永远不要勉强自己应付任何不能真正理解你病情的人。你值得被理解和被爱。

如何维持恋爱关系？

- 保持真诚。真实面对自己的情绪，包括双相情感障碍和恋爱。我坚定地认为只有当双方对彼此足够真诚，恋爱关系才能长久发展。如果你感觉状态不佳，一定不要隐藏自己；如果伴侣做的一些事情让你难过，一定要告诉他们。让他们了解自己的哪些行为或话语伤害了你，如何调整，未来应该怎么做，这只会让你们的感情更加稳固。

- 保持开放。这里的开放指的是经常与伴侣沟通感情，审视自己的感情，并鼓励对方也这么做。双方都保持开放的态度时，会更加了解对方的立场。鼓励你的伴侣说出双相情感障碍对其造成的影响，讨论应该如何支持对方。你们都要拥有开放的思想。如果你们两个都承认双相情感障碍会给恋爱带来压力，那你们就不能无视它，一定要找到有效的应对方法。

- 保持交流。通过对话了解对方的情况是维持健康的恋爱关系的重要环节。我们很容易专注于生活日常，埋头做自己的事情，而忽略了沟通交流。放下电话，关上电视，去跟伴侣对话吧。哪怕最微小的担忧都对我们意义重大。一方感觉没有被倾听，或者对方没有留给自己时间，很可能会产生怨恨。缺少沟通时，一个小小的牢骚都可能演变成巨大的裂痕。

- 为对方预留时间。定期沟通，与对方共度高质量的时光，这些都至关重要。你们可以一起完成一件小事，比如说做饭，也能证明你们愿意为对方留出时间。一些亲密举动，或者在病情发作时，哪怕只是每天一个拥抱，都意义非凡。

- 心理咨询。你们还可以选择接受心理咨询。针对双相情感障碍的专业咨询可以帮助你的伴侣更好地理解这个疾病。要是你不能向伴侣清楚解释你的情况，不妨带其一起接受咨询。如果这个方法不适合你，还可以尝试伴侣咨询疗法，伴侣咨询疗法会给你们创造出真诚、开放的交谈空间。

接下来，让我们回到家庭

我很幸运。我的家人在我治疗双相情感障碍的道路上一直非常支持我。我的父母无私奉献，我的兄弟们也始终陪在我身边。

其实是我的母亲最先提出我可能患有双相情感障碍。她当时从事的是帮助患有行为障碍和精神疾病的青年人的工作。她从未遇见过患有双相情感障碍的儿童或青少年，是她的一个同事在听说我的行为之后，提到了双相情感障碍的可能性。最初我对此不以为意，但是我开始更加关注自己的情绪，并最终开始写情绪日记。

尽管我的母亲从事的是相关领域的工作，我的父亲是一名社会工作者，我们还是花了相当长时间才最终确诊。如果你的家庭成员没有任何接触精神疾病的经验，那么连向他们解释清楚什么是双相情感障碍都会十分困难。

从何处说起？

双相情感障碍不应该被当作秘密，但不幸的是，很多时候你确实很难跟别人解释。所以，关于双相情感障碍，你应该说些什么，又该从何处说起呢？

- 从基本情况开始。将双相情感障碍等同为极端的情绪波动可能过于简化，但对家人来说这可以当成一个开始。你还可以尝试用比喻，比如前文提到过的失灵的电灯开关，还可以比喻成过山车或者波浪，等等。一个好的比喻能帮他们更形象地理解你想表达的内容。
- 你还可以分步骤介绍。抑郁症可能更好理解，因为很多人都听说过它。讲到躁狂症、轻度躁狂症时，先讲好的一面，再说负面信息。着重强调这些症状对你产生了哪些重大影响。

用过去的行为来举例，告诉他们"这是抑郁症发作时的表现"，"那是躁狂症或轻度躁狂症发作时的表现"。坦白的过程可能会很痛苦，你会感到十分脆弱，记得把这些感受都告诉你的家人。

• 说明哪些情况不属于双相情感障碍。告诉他们，双相情感障碍对人情绪的影响不是一点点，你不光会感到开心或难过。有时你可能很开心，但不一定会诱发轻躁狂或躁狂。同样的道理也适用于情绪低落或厌倦时。他们可能会说："我明白你的意思，我也有过这种时候。"你需要解释你的情况和他们的不同，但不要表现得轻视他们的意见。可以让他们想象开心或难过的情绪，然后把情绪加强一倍甚至两倍。有时在躁狂症或轻度躁狂症的影响下，你会感觉像喝醉了一样。而当抑郁症发作时，你会感觉世界末日即将到来，所有的希望都已破灭。

• 解释你接受的治疗。如果你已经开始接受治疗，告诉他们治疗主要包括哪几个方面，这能减轻他们的担忧。在你解释了病情的严重性之后，他们一定会非常关心治疗的情况。你可以告诉他们你每天服用的药物，或者正在接受的治疗，或者全都告诉他们。

- 让家人帮助你。出于以下几个原因，你应该接受家人的帮助。首先，他们会更冷静地对待你的病情，并感觉到自己对你有帮助。其次，他们将更加了解双相情感障碍。如果他们觉得你生病的部分原因在他们，让他们帮助你对他们处理自己的情绪也有好处。

带上他们一起去看病或咨询。我定期会带一位家人去看病，这对我也很有帮助。他们经常在我之前发现我行为的异常。病情严重时，你可能无法消化医生的全部信息，有人在身边能很好地帮到你。如果可以的话，带家人去参加互助组或心理咨询。与家人分享你对双相情感障碍的认知，让他们随时了解你的最新情况。

告诉他们可以如何帮你。这是家人最想知道的事。只要他们关心你，他们最想做的就是帮助你。你可以列一个清单，说明他们可以实际帮你做哪些事。告诉他们当你病情加重时应该给谁打电话，应该采取哪些措施。你身上的压力也会因此减少，有了家人的支持，你将不再是孤军奋战。本书第九章是给家人和朋友的指南，记得与他们分享，他们将从中获得帮助你的实用建议和小诀窍。

我发现家人，尤其是父母，其实是最盼望你能重获健康的人。他们希望你不再痛苦，想要找到让你恢复健康的答案。他们还想了解你到底为什么会生病。但是这些问题的答案要么过于复杂，要么根本不存在。我只能告诉父母，他们可能无法治好我，但是依然可以帮助我。过去很多年，我的父母一直很焦虑，他们认为是他们的过错导致了我生病。我必须一遍遍地开导他们，强调不是他们的问题。

你很难在家人面前承认，其实是幼年时期的某些经历导致你患上了双相情感障碍。结合自己的情况，你也许不能百分之百跟家人坦白，因为这样做只会造成更大的伤害。这个时候，你需要依靠自己的判断，做你认为正确的选择。可以试试先跟心理咨询师或者你信任的其他人沟通。

家人不支持你怎么办?

很遗憾，这种情况确实存在。家人的不理解或者不愿理解会让你感到非常痛苦。也许他们觉得自己是你生病的根本原因，便用拒绝你作为解决方式；也许你们的关系并不亲密；也许他们思想比较老派，不相信真的存在双相情感障碍，或者他们认为你能靠自己重新振作起来。

只要你愿意面对，有些不理解是可以改变的。如果他们还愿意倾听，你可以尝试给他们普及知识。邀请他们参加互助组，加深对双相情感障碍的理解，让他们知道还有其他人也患有这种疾病。你还可以跟他们分享双相情感障碍相关的研究文献。

最糟糕的情况是有时所有努力都没有效果，你只能自己决定下一步要怎么走。你的家人可能需要更多时间去接受事实，或者你知道他们永远不会接受。面对这种令人心碎的结局，你必须学会依靠生命中的其他人。当你感到被拒绝或者被排斥的时候，巨大的精神压力会加重病情。是否让家人继续留在你的生活中，都是你个人的决定。如果他们的想法给你造成伤害，如果你跟他们在一起时的氛围对你有害无利，也许是时候离开了。

不要觉得我肉麻，你可以建立属于你自己的家庭。朋友也可以成为亲人。真正的家人会支持你、关心你，无论你处于何种情况他们都会一如既往地接纳你。你们不必有血缘关系，他们不一定是养育你的人。你可能直到成年后才找到真正的家人。也许你伴侣的家人能给你更多支持，也许你跟最好的朋友的家人更加亲近。告诉他们你和原生家庭的关系，必要时，寻求他们的帮助和支持。家庭的形态和大小各不相同，你可以遵从内心塑造你自己的家庭。

社交生活

患有双相情感障碍，又想维持社交生活，最重要的就是保持平衡。个人而言，我喜欢出去玩、见朋友，热衷于社交活动。就像我前文说过的，社交是管理双相情感障碍的重要环节。

但参与社交也可能引发问题。通常，如果我们处于躁狂或轻躁狂状态，我们会迫切地希望参与社交，这时，我们会受到错失恐惧症的严重影响。因为自我感觉过于良好，我们会答应任何邀约，想要尝试所有事物，参加聚会成为我们满足自我的一种方式。在轻度躁狂症或躁狂症的影响下，我们浑身上下都散发着魅力和自信，我们会成为人群的焦点。大家都愿意与我们为伴，所以总是邀请我们。他们知道我们一定不会拒绝，我们的身影接连出现在不同的聚会上。乐于参加聚会本身没什么问题，但由于疾病的影响，我们很可能会被有意者利用。比如有些人会鼓励我们做出格的事；有些人会煽动我们喝更多的酒，或者吃一些甚至不知道是什么的东西。为了给他人留下更深刻的印象或者出于保护别人的错觉，我们也许会将自己置于危险之中。我们还可能会被卷入平时我们一定会拒绝的性骚扰事件。而最严重的后果是，这些行为会让我们精疲力竭。

故事的另一面是抑郁症发作时的情况，我们会感到太过虚弱，哪里也去不了。我们不想参与任何社交活动，甚至觉得自己没有能力社交。我们会为自己让其他人失望的行为产生负罪感。收到朋友们的邀请，我们只能一次次地回绝。要是出现无法拒绝的情况，我们只好勉强出席，然后基本不和任何人交流，全程躲在角落里。我们担心抑郁症会让朋友逐渐疏远我们或是让他们也觉得焦虑。我们担心他们不再喜欢我们了，害怕他们真正喜欢的其实是我们的躁狂行为。

朋友们可能不会理解你经历的巨大变化。躁狂／轻躁狂和抑郁是两个极端，没有相关经验的朋友可能会感到非常困惑。他们可能觉得你是个戏精、不合逻辑、故意吸引眼球，总之非常奇怪。他们可能认为："你上周还是万人瞩目的焦点，这周怎么就不回信息了呢？"

我们应该如何阻止这种情况出现？

- 适时放手。让你受伤害的朋友一定不值得长久交往。无论你们之间是什么关系，认识了多长时间，他们都没有权利在你躁狂的时候利用你，或者在你抑郁的时候让你自责。

- 找到同类。无论是在网上还是在现实生活中，找到与你思想相近的人非常重要。如果你的朋友不了解双相情感障碍，即使有"朋友"的陪伴，你也会感到完全的孤立。想要找到思想开放、有同情心和同理心的朋友并不容易！但如果你真的找到了，即使最后能让你依赖的朋友只有那几个人，你也会觉得这一切都值得。可以尝试加入兴趣小组，比如书友会、徒步团或者健身小组，以及参与游戏之夜等活动。总之，走出家门去认识新朋友吧！

• 坦诚开放地面对双相情感障碍。我的意思不是说让大家在谈话中间突然提到自己患有双相情感障碍，这么做只会让所有人都感到奇怪和尴尬（相信我，我曾经这样做过）。让坦白自然而然地发生。我们应该都有过这样的经历，跟朋友聊天时，觉得是时候告诉他们有关双相情感障碍的事情，但总在关键时刻舌头打结。事后，又总是后悔没有跟他们说明白。一定要抓住坦白的机会。跟自己信任的好友在一起时，我们通常可能会承认难以向家人启齿的事实。

• 不要因为患有双相情感障碍而感觉亏欠别人。我们经常因为生病而感到愧疚。我们有时会拒绝别人见面的邀请，有时会在聚会上突然举止异常，这些行为让我们觉得对他人有所亏欠。如果你表现得不得体或者粗鲁，那道歉是必要的。但是如果你感觉不舒服或不能出门，完全不用感到抱歉或者补偿任何人。

兴趣爱好

让兴趣爱好成为生活的一部分将有助于你的心理健康。发展一些有治愈功能的爱好，例如手工制作和创作活动，都具有令人冷静和获得满足感的功能。还可以从事需要跟他人共同参与的活动，进而认识新的朋友，并和家人维持亲密的关系。

重要人生事件

双相情感障碍患者不宜兴奋，更不宜承受压力。如果遇到令人兴奋或备感压力的事件，你很可能会迎来躁狂症、抑郁症或者两者的混合发作。

怀孕和分娩

怀孕本应是一段快乐的时光，但它同样也是压力源。对于双相情感障碍患者来说，孕期是十分危险的，因为有些药物可能会造成婴儿先天性缺陷，一些孕期女性选择在备孕阶段或怀孕后逐渐减少这些药物的使用。

激素水平的改变会对情绪造成巨大影响，对女性而言，真正的风险通常在产后加剧。根据英国国家心理健康中心（2017）的研究：

- 25%的双相情感障碍女性患者出现了产后抑郁。
- 25%的双相情感障碍女性患者出现了产后精神病[①]。

由此可见，双相情感障碍患者分娩后立即发病的概率在五成左右。如果你的母亲或者姐妹曾经有过严重的产后疾病，或者你曾经得过产后疾病的话，产后精神病发病的可能性又会提高50%。怀孕之前一定要先了解这些风险，并为可能出现的各种情况做好准备。一旦出现产后症状，你可能需要入院治疗，条件允许的话可以选择住进母婴病房，这样不用和新生儿分开。

为怀孕做好计划能帮你获得维持健康所必需的帮助，或者万一出现任何症状，帮你尽快获得支援。在怀孕前跟医生或心理咨询师充分沟通其中利弊、用药注意事项和能在当地获得的各种帮助。围产期精神病治疗（关注孕期和生产领域）是一个独立的专业，你可能会被转诊到专门的围产期心理健康团队，或者被介绍给专门的助产士。

现实生活中，怀孕可能不受计划的安排。在你发现自己怀孕之后，一定要第一时间寻求帮助。如果你在服药的话，千万

---

① 产生精神病，亦称为产褥期精神病，是指产后6周内发生的精神障碍。——编者注

不能立刻停药。咨询专业意见后，如果你决定停药，要一步步逐渐减少用量。告诉身边人你承受的风险，让他们对你将来可能会产生的严重问题做好准备。

尽管艰辛，但是双相情感障碍患者仍旧可以怀孕生子。只要获得正确的帮助并做好计划，你们也能成为优秀的父母。

婚礼

设计一场婚礼恐怕能登上压力事件排行榜的第一名，几年前我决定让自己接受这番考验。我要为自己设计一场婚礼。接待处设在一个大仓库里，我决定自己制作全部装饰、花束等摆件。当时，我的Pinterest（图片社交分享网站）首页全部是各式各样的婚纱、桌面装饰和接待处外观图片。

这些工作对任何一个准新娘来说可能都再正常不过。但是，我那时正处于躁狂症全面爆发的临界点，我知道它就要来了，但我没有做任何抵抗，全身心沉迷于为婚礼寻找特别的摆件。我斥巨资购买这些东西，让自己负债累累。我不愿意接受任何人的帮助，一定要靠自己一个人的力量完成所有工作。

我知道这种强烈的兴奋心情不会持续很长时间，果然没过多久，它就跟以往一样突然消失了。我意识到给自己施加了太多压力，决定邀请母亲和伴娘团来分担部分工作。妈妈像个指挥者一样，把大家组成了一支团队。克莱尔负责做花束，薇琪负责做胸花，汉娜则为我做了一条披肩，还让我们用她的缝纫机制作小彩旗。躁狂症发作时的那个我，曾经想要一个人完成能容纳200人的仓库的装饰工作。后来我再次让步，让未婚夫也参与到了婚礼设计中。

搬家

搬到一个陌生的新家肯定会造成压力。无论是买房还是租房，这个过程都很漫长且困难。搬家之前做好万无一失的计划会对你大有帮助。可以提前找家人或者伴侣帮忙，征求他们对换房子的意见或者让他们帮你分担责任。

换工作

新的工作会给人造成巨大的心理负担，但是当你知道了压力对双相情感障碍的影响时，新工作带来的可能还有焦虑和恐慌。一定要在工作结束后找时间放松，审视自己的心情。在精疲力竭之前，抽出固定的时间休息。一旦没能控制好双相情感障碍，我们可能会发现自己在不断地换工作。频繁的跳槽从侧面说明我们的状态并不好，需要及时寻求帮助。

压力

压力是不是造成精神疾病的诱因？对我来说，答案是肯定的。但是，压力并非躁狂症或抑郁症的成因，它只是诱因，而且通常和其他诱因共同产生影响，例如缺乏睡眠、饮酒或不服用药物。

压力曾经在很多阶段对我的精神健康产生过影响。工作压力太大时，我发现自己的状态会直线下降。此时最容易出现的不良反应就是躁狂症——压力会突然消失，我变成充满能量和活力的小旋风。但是突如其来的能量很可能让我做出莽撞的举动，最终陷入危险的局面。通常，在躁狂症症状出现时，我才会意识到自己已处于压力之下，不知不觉当中，压力已经让我产生了极其喜悦的情绪。当然，由双相情感障碍引起的高度兴奋和超载的能量迟早会冷却，之后的我将在压力的打击下逐步陷入抑郁。

压力导致精神疾病产生之前，异常的精神状况就已经存在，而有时你可能并不知道自己其实存在精神异常。当我们感到疲惫、无力或被生活压垮的时候，压力会随之而来。如果你容易产生抑郁或焦虑情绪，生活的压力势必成为它们的诱因。我的人生都在与双相情感障碍共处，根据我的观察，压力会使病情恶化。我必须控制生活里的压力源，正视造成压力的原因。压力可能来自对工作、情感或是金钱的烦恼，我需要一一分析它们造成的压力程度，以及最终对精神健康的影响。

我们需要合作创造一个能减轻日常压力的环境，尤其是在工作的地方。社会应该更加包容，为拼命赚钱和生活在贫困中的人提供更多帮助。我从小生活在双职工的家庭里，但是我们仍然会为了金钱发愁。无论是儿童时期还是成年之后，我都亲身体会过每个月信用卡账单到期却无力偿还造成的巨大压力。

我们可以通过自我照护手段和改善工作与生活的平衡来进行有效的压力管理。如果有人表现出了轻微至重度的抑郁或焦虑症状，他们可以接受短期的认知行为疗法或其他形式的治疗。但若精神疾病进一步恶化，便需要接受更严格的干预治疗，包括精神科医生治疗、住院、长期用药和心理咨询。你可能不被要求大幅度地调整生活方式，比如戒酒，但实际上戒酒十分必要。看出其中的差别了吗？只要我们愿意，压力是可以得到控制的，但精神疾病无法被控制。你的生活习惯是个人选择的，但精神疾病由不得你。

在这里我想特别提到一个显著的压力源：贫困。贫困造成的压力不可能由简单的个人生活方式变化而得到根除，需要全社会的努力。中产和富裕人群与贫困人群之间在压力程度上是否存在差异？我相信答案是肯定的。生活在贫困中的人是否更容易患上严重的精神疾病？答案依旧是肯定的。许多患有严重精神疾病的人因为无法工作而陷入贫困，这无疑会加剧本就难以控制的病情，让患者更容易受到自我治疗、自我伤害和自杀的困扰。

经历由压力诱发的精神疾病，并不意味着你胆怯或软弱。患有双相情感障碍还能成功面对生活中的压力事件，恰恰证明了你有多么坚强。在极端压力事件发生时，患有精神疾病的人确实会遭受痛苦，这是不可避免的。但更为重要的是你如何管理情绪，并最终战胜它。

/ 第 七 章 /

**总会有人不理解：如何
面对污名化和歧视？**

到底什么是污名化和歧视？我们先从污名化开始聊起。

污名化指的是对某件事或某个人抱有负面印象或误解。举例来说，有人认为"每个患有精神疾病的人都是懒惰的"。被污名化的群体会感到自我价值被贬低，觉得受到了轻视。对某个群体的污名化很快会演变成歧视。污名化不能完全等同于歧视。

歧视主要指差别待遇和不公正待遇，分为不同的种类和定义。但总体上来说，我在这里讨论的歧视是指因为精神疾病受到不公平的对待。

- 直接歧视即直接受到不公平对待。比如因为患有双相情感障碍而被用人单位拒于门外。
- 间接歧视指的是某些普适性政策或规则对双相情感障碍患

者格外严厉。

• 你可能因为双相情感障碍引发的行为而受到歧视，例如请病假时遭到纪律警告。

• 骚扰行为指的是非你所愿或让你感到受伤的行为。这些行为会让你感到害怕或是受到了侮辱，通常表现为书面或者语言攻击。

• 故意侵害指的是因为反抗歧视而受到的侵害。

• 出于某些原因，例如在工作中为你提供帮助，有些人应该做出合理调整却拒绝履行的行为。

非常遗憾，我们总会遇到一些就是不理解自己的人。一部分人是因为缺少认知，另一部分则是因为拒绝倾听或转变看法。也许是由特定的成长环境所致，也许是曾经有过不好的经历，他们立起高墙，不愿改变。但无论如何，都需要你我这样的人主动去挑战他们的错误观念。而且我们不应该孤军奋战，心理健康领域的基金会、政府部门和媒体都应是我们的队友。然而这只是我理想中的世界，我们都知道实际生活可能并不如此。我将与大家分享我被污名化和受到歧视的种种经历。当然本章不会只有令人心情低落的内容，我还将告诉大家如何应对被污名化，以及面对歧视时我们可以如何保护自己。

服药：不是因为我懦弱，而是我在努力

每晚 10 点，丈夫的手机闹钟都会响起，提醒我该吃药了。我会到厨房的抽屉里去翻找药片（那个抽屉里放着我们不知道应该放在哪里的所有杂物）。我一般会服用 100mg 拉米克妥、50mg 阿立哌唑和 50mg 盐酸舍曲林，它们分别是心境稳定剂、抗精神病药物和抗抑郁药物。吃药和刷牙洗脸一样都是晚间生活常规的一部分。我会毫不犹豫地把这些药片放进嘴里，再喝一口水把它们都吞下去。

我能保持情绪稳定，多亏了这些小药片。它们保护我正常工作，每天早上顺利起床；与让我陷入极端抑郁和自杀倾向的情绪对抗；阻止躁狂症发作，防止我被卷入自我毁灭式的亢奋行为。抑郁症发作时，它们会平息我脑海里凶残、狠毒的声音；躁狂症发作时，它们会压制那些让我认为自己无所不能的妄想。它们能为我带来所有这些好处，我还有什么理由不吃呢？还有什么理由对疾病放任不管呢？我已经意识到生活中不能缺少药物的帮助，否则双相情感障碍将彻底摧毁我的生活。双相情感障碍会像巨浪一样向我袭来，把真正的我困在浪涛中，而浪潮退去遥遥无期。它会控制我的生活，我坚决不会在明明知道有解决办法的时候还让这种情况再次出现。

因为服药，你可能会遭受污名化。我不是因为性格懦弱或

有缺陷而选择吃药，也并非不谙世事，我不会盲目地让医生给我推荐药物。接受必须靠药物才能继续维持正常生活这个事实花了我很长一段时间。经过与精神科医生的深入交流，我在掌握各种情况的基础上确定了治疗方案。我没有接受会对身体造成损害的药物治疗，为了找到对我有效的方案，我们曾经尝试过多种药物组合。整个过程花了相当长时间，但最后的结果证明所有时间和努力都是值得的。

我始终相信长期患有精神疾病的人都非常坚强。我们每天都在和精神疾病抗争，或许自己并未察觉，但我们每天都在变得更加坚强。坚强部分来自承认自己需要接受帮助。一个人只有具备了坚定果断的内心，才会意识到不良的精神状态正在严重影响他的人生。在羞耻感和污名化作祟下仍旧坚持吃药治疗，充分证明了我们足够强大，有能力击败那些负面力量。

当然，我们仍然有选择的权利。我完全支持并理解有些人不愿意靠药物治疗。对他们来说，也许接受心理咨询和改变生活方式就足够了。我反对的是服用药物的人会因此产生羞耻感，或者觉得自己不如其他人坚强。我，我们每个人，都足够坚强。每晚吃药的时候，我并不觉得这些药片昭示着我的软弱。我不是个失败者。通过服药，我受益良多，成了更健康的自己。

我并不危险

有一年的 8 月份，我的情绪始终处在谷底。一天早晨突然有人敲我家门，那个时候我感觉状态非常不好。我下了床，睡眼惺忪地把门打开。站在门口的是我的主管，因为我一直不接电话，她便亲自来家里找我。当时已经是 9 点半了，而我应该 8 点就去上班。由于我一个人生活，她非常担心我可能出意外。等到我彻底清醒的时候，我发现整个人的状态糟糕极了，开始止不住地啜泣。我穿好衣服跟她去上班，到单位的时候，双眼已经哭到红肿。所有同事都看着我从玻璃门走进来，他们说如果我那天继续工作，只会对孩子们造成危险。现在回头看看这句话，"你会威胁到受你照顾的孩子们的安全"。

你觉得我会作何感想？愤怒！那个时候因为情绪太过低落，我没注意到这句话其实是在歧视我。我只是有抑郁症，并不会给他人造成威胁。照顾孩子是我的责任，他们说我无法担负这份责任，这对我而言是致命的打击。我不会因为抑郁症而变得粗心大意，我在工作中仍始终努力做到最好。也许那个时候我确实需要休息几天，但他们不该用那种语气和我沟通。我们可以讨论，以我当时的状态，可能休息几天是最好的选择，而不是由他们直接宣判，因为一直在哭，我就成了危险因子。他们那番话让我觉得自己像电脑死机一样，在工作上表现得一团糟。

精神疾病把我变成了一只怪物，我会不断地变形，最终迷失掉真实的自己。更糟糕的是，身边的其他人开始意识到怪物的存在，表现出恐惧和憎恨的情绪。我敢肯定，其他人对我的反应进一步加重了我的病情。

是的，我有抑郁症，但不是一直都很丧

我确实经历过辛苦的时光，有过严重的抑郁情绪，痛苦地挣扎过。

我也曾经和朋友一起出去玩，参加聚会；曾经疯狂大笑、讲段子，和大家胡闹；跟伴侣一起到餐厅约会，和朋友一起喝咖啡闲聊。

所以你看，抑郁症是很复杂的，我不是只能看着天空发呆、躺在床上或者穿着睡衣蜷缩在沙发里。一周之内你会经历欢乐和哭泣。然而，其他人认为你的表现应该是这样的：

- 天天低着头蜷缩在角落里。
- 不能下床。
- 时刻拉着窗帘，还不开灯。
- 永远不想出门。
- 看起来始终郁郁寡欢、垂头丧气。

- 面无表情。

- 永远穿黑色。

- 除非记录自己多么沮丧，否则不在社交媒体上发文。

每个人都是不同的，因此每个人抑郁症发作时的情形也都不一样。一次抑郁症发作周期包括波峰和波谷，大多数人都不能理解这个概念，也难以想象这种情况的存在。

人们已经不光是先入为主地认为你该有何种表现，当你的行为不符合他们预期的时候，他们甚至会觉得被冒犯。我们总能听到别人说："但是我以为你生病了呀？""你现在一定是好了，对不对？"

当你告诉他们你并没有康复，还在跟疾病对抗时，你可以看到他们脸上否定的表情。正因为这样的反应，我有时不愿意告诉别人我生病了，或者当他们问我周末做了什么时，我会撒谎搪塞过去。我担心他们认为我在装病，可能会跟老板举报我，让我因此受到处分。我宁愿远离他们，自己待在家里。

但你知道吗？我们其实是有放松的时间的。即使在抑郁症发作的痛苦当中，我们也可以保有社交生活。我明白有些人不能接受这个事实。毕竟很难让人对没有亲身经历过的事情产生共情。我们只能期待有人愿意尝试倾听我们的经历，设身处地为我们着想。

我想要跟双相情感障碍患者呼吁，你们完全可以享有社交生活。如果你发现自己的情绪有稳定的迹象，一定要把握住机会。还记得几周之前那个聚会的邀请吗？你曾经想要推掉它，现在你一定要去参加，不要再犹豫了。社交是维持心理健康的有效活动，也能帮助控制双相情感障碍。

无论你患有双相情感障碍还是其他任何精神疾病，一旦别人发现你在好好生活，他们就会认为你是个骗子，会觉得你一定是在装病。不要相信任何诸如此类的污名化观点，只有你最清楚自己的界限和精神状态。

感觉像个"骗子"

我经常看起来没有一点异常。每天早上按时起床，洗澡，穿上干净衣服。心情好的时候，还会化一点妆。我会微笑、跟人交谈，还能开玩笑。

但内在的我，一点都不好。我远没有你们看到的那样正常。我感觉自己双手扒在悬崖边上，一松手就会坠入深渊。患上双相情感障碍意味着你将体会到什么是隐形疾病。

情况不停在变，正常的情绪可能维持一天、一周，或者如果幸运的话，延续好几个月。有些时候我可以好好生活，做想做的事，体会生活中的乐趣，不会有双相情感障碍即将发作的威胁。但是我的脑海里总有一个声音，多数双相情感障碍患者都会听到这个吞噬我们思想的声音：

"你一点问题都没有，你是在装病。"

"你就是在为懒惰找借口。"

"你只是想靠装病吸引目光。"

"这一切都是你编造的。"

我知道很多人都听过这个声音，会告诉自己这一切都是我们编造出来的。对我来说，这个声音源于多年来被误诊的经历。我担心也许这次诊断也是错误的，但实际上诊断并没有问题。我已经被确诊为双相情感障碍 I 型将近 10 年了，但即便如此，我还是会把自己的症状跟其他患者对比。有些时候我会说服自己一切都没问题。但在内心深处我也知道双相情感障碍这个病很复杂，每个人的症状都不尽相同。

这种想法究竟是从哪里产生的？

最主要的原因是人们对精神疾病的误解，大家倾向于相信感觉或者对精神疾病的理解过于宽泛和笼统，例如："我不相信精神病的存在。""药物治疗和精神病学都是谎言。"

你的头脑和感知经历了剧烈的波动，而别人却告诉你这一切都是假象和谎言，这种对比会让人感到非常绝望。双相情感障碍是无形的，很难让其他人与我们共情或者真的理解我们。大家总喜欢为所有行为找到理由，但因为他们看不到我们的内心，便开始寻找其他方式对其下定义。

人都喜欢追求答案，都希望修补坏掉的事物，但万事都没有捷径。对一些人来说，一生时间都在努力。精神科医生和药物治疗挽救了我的人生。我知道如果没有药物治疗、没有改变生活方式，我根本无法完成这本书。治疗的功效是无论多少个热水澡和多少杯热茶都无法企及的。我需要不断提醒自己这一点，也需要对家人、朋友甚至陌生人做双相情感障碍的教育和科普。我相信我讲得越多，质疑的声音就会越小。

我们是否该一直道歉?

"对不起。"

"对不起，让你失望了。"

"对不起，我完成不了。"

"对不起，我有双相情感障碍，是个病人。"

很多双相情感障碍患者会在无意识的情况下习惯性地跟别

人道歉。在我们意识到道歉的行为和其所代表的含义之前，道歉的话语已经脱口而出。道歉意味着做了错事，但患上双相情感障碍并不是因为我们犯了错。患上精神疾病，不是我们自身的问题，谁会愿意生病呢？

但我们为什么会这么做呢？

- 精神疾病经常被视为软弱的象征。有些人会跟你说："别再消沉了！"另一些人则告诉你："快振作起来！"他们其实都希望我们能更加坚强，仿佛只要我们的精神足够强大，就能恢复正常生活。
- 精神疾病还会被当成性格缺陷。也许是想法或生活方式出现了问题，应该可以很快得到调整；也许是因为我们太懒惰了，定期健身和努力工作能帮我们治愈。
- 羞愧。我们会出于很多方面的原因感到羞愧，比如我们的房间或者家里太乱了、我们没有办法下床，以及放了家人和朋友的鸽子等。

想要消除抱歉的心理，最重要的是让自己处于包容的人际关系中。多跟能理解你的人在一起，他们会真诚地告诉你不要担心。对于那些让你觉得自我价值被贬低，或者让你产生羞愧感的人，有必要的话可以断绝与他们的来往。你可以把精力用在向其他人普及双相情感障碍的知识上。我们需要学会同情自己，需要真正相信生病并不是我们犯下的错误。不论有没有人认为生病的原因在我们自身，我们都没有必要为生病道歉。也许我们没有发现，但在疾病中挣扎的每一天都让我们获得了难以想象的强大。

请别对我们说"振作起来！"

我听过很多类似的话语：

"别再消沉了！"
"想想好的一面吧！"
"还有人比你更惨。"
"你到底有什么好沮丧的？"

大家这么做，一方面可能是因为不知道该说什么好，只能老生常谈；另一方面可能是他们不知道该如何帮助你。当然，还有一种可能就是，他们在敷衍了事。

"我有时会情绪不稳定。"

情绪波动和双相情感障碍是不同的概念。躁狂症、轻度躁狂症和严重抑郁症具有自我毁灭性，会让人身体变得衰弱。躁狂症和抑郁症可能会持续几个月之久，或者可能快速从一个极端走向另一个极端，形成周期性变化。

"你是不是个天才？"

躁狂症发作时，我肯定自己是个天才。但实际上我是普通人，并不是先天创造力超群。我和大家一样，都有长处和短处。

"你肯定自己患有双相情感障碍吗？"

我对此非常非常肯定。我花了超过 10 年时间才最终确诊。双相情感障碍让我的人生充满动荡。问出这个问题的人通常缺少对双相情感障碍的充分理解和认知。在确诊之前，我从未想过自己会患上双相情感障碍，它甚至都不是我怀疑的一个病因。

"你看上去不像有双相情感障碍。"

大家是不是认为我们应该大喊大叫着到处乱跑，把"异常"和"疯狂"都写在脸上？或是蜷缩在角落里抱着头来回摇晃？双相情感障碍不能定义我们是哪种人。

"是不是双相情感障碍在背后作祟？"

每个人都有自己的思考、情绪和性格等双相情感障碍改变不了的部分。每个人都在一定程度上感受着情绪波动，心情可能时好时坏。如果大家总是怀疑或者想要解读我们的言行，这会让我们感到极度不适。

"你是否想过自杀？"

为什么会有人提出这个问题？如果我们已经很抑郁了，这个问题极有可能真的诱发自杀情绪，雪上加霜。它会触发我们关于自杀的想法和过去的记忆。

"你真的要吃这么多药吗？"

是的，我需要。

"你不可能有双相情感障碍，你看上去很好啊！"

双相情感障碍不是性格缺陷。我遇到过的双相情感障碍患者都十分富有同情心，即使自己还在与病魔对抗，也依旧愿意帮助他人。

当你听到上述任何一个问题，或者其他人关于双相情感障碍不正确的言论时，如果可以的话，一定要当面指出他们的错误。因为如果你不当面指正，他们只会继续重复这种错误，不会意识到这些言论可能造成的伤害。隐藏情绪将导致憎恶感的堆积，长此以往，我们的感受会越来越差，对心理健康造成更大的影响。所以最好当场就要冷静下来把话说清楚。如果你认为难以用语言表达自己如何被冒犯了，也可以尝试把想法写下来。

我们只是想要分享，并非寻求关注

我经常与人分享双相情感障碍的知识，患病并没有让我觉得羞愧，诚实却为我带来了指责，比如大家经常说我在博眼球。为什么表达自己会引起如此严重的负面反应？有人认为我们为了吸引眼球故意夸大病情；有人认为如果不是因为我们一直在聊这个疾病，其实早就有机会被"治愈"了。但实际上，我们只是想学习应该如何控制双相情感障碍。我也曾经这样想过：

"我是不是应该跟大家说这些?"或者"大家其实不需要了解双相情感障碍。"

因为受到诸如我们在博眼球之类的指责,我开始认为自己是朋友和家人的负担想法。指责不但不能帮助我们,反而让我们更加封闭,远离了那些可能会帮助到我们的人。

每个人都需要一些关注,不是吗?没有人喜欢被忽视或者自己的意见石沉大海。我们都有自己对生活的独特见解,每个人都有可以分享的人生故事。世界需要更多真实和未经雕饰的感情。敞开自己会让我们变得脆弱和缺乏安全感,这种感觉很难适应。在公开场合谈论过双相情感障碍的人都经历过迷茫、自我怀疑和恐惧。这时,如果还认为他们利己或者博人眼球、求同情,无异于对他们的侮辱,还不如直接告诉他们,其实他们过去的人生旅程都毫无意义。我愿意听这些人讲述他们的经历,为他们勇于迈出这一步而喝彩。

倾诉本质上对大家都有益。即使仅仅是跟家人和朋友倾诉,也会对你有帮助。敞开自己,坦诚面对自己的挣扎,这意味着我们愿意接受在意我们的人的帮助。

由于污名化的存在,大家觉得公开讨论精神疾病就是在博眼球。如果能清楚解释我们的感受和精神疾病对生活造成的影响,我相信污名化的情况会慢慢变少。我们需要社会的接纳,希望其他人能增加对我们所患疾病的了解。

增加社会对精神疾病的了解无疑是一件好事。加大对精神疾病的宣传力度会让大家意识到它不是一个孤立的问题。在大家了解了精神病患者获得帮助之前超长的等待时间，以及住院患者或是接受专业心理健康团队护理的患者没有得到正确的治疗之后，我相信未来一定会大不一样。

如何应对污名化和做好科普教育？

遭受污名化会给人带来痛苦和伤害，我们需要让每个人都了解这一点。例如，当你的亲属就双相情感障碍发表一些带有污名化的观点时，应该让他们意识到这种行为的严重性。

大家身边可能都会有偶尔言语不当的亲戚。明知你患有精神疾病，他们还是会说一些冒犯的话，导致气氛变得异常尴尬。

我曾经习惯于别人的一些污名化言论，但是来自家庭内部的这种言论，对我造成的影响是截然不同的。家庭成员的言论会对我造成更大的伤害，进一步摧毁我的自我价值认同感。家人本应是无条件接纳我的人，而能够做到这一点，前提就包括他们应该自行了解精神疾病的相关知识。如果他们不愿为此付出努力，说明他们并不了解我与疾病对抗的艰辛。

我们经常为家人找理由，比如"他们不是针对我"或者

"他们只想开个玩笑"，不会直接指出他们的无知。我们不想在家庭聚会上失态，破坏气氛。很多家庭都习惯于保持低调和适度隐瞒，以维持表面和谐。但其实这么做不但不能帮到任何人，还会在无形中积累怨恨。

和不理解你的亲属好好谈一谈，明确告诉他们你的感受才是健康的处理方式。他们也许不同意你的观点，表达负面反馈，但保持沉默和一味地原谅他们的错误观点对谁都没有好处。如果他们真的关心你，一定会反思自己说过的话以及这些话可能对你产生的影响。

下次再遇到这种情况时，一定要让家人知道他们的话语对你而言意味着什么。我不相信维持现状是最好的选择。我希望你的坦诚会帮助他们看到，他们轻率的言论对你造成了多大的伤害。

然而有些人偏偏就是不理解精神疾病，成见已经根深蒂固，蒙蔽了他们的双眼。因此，你需要掌握双相情感障碍的相关数据、术语和知识，以便应对不时之需。以我的个人经历举例，我曾经在一个聚会上和一群不熟悉的人聊天，他们提到了一个被他们讽刺为假装患上了双相情感障碍的朋友。他们觉得她在故意吸引别人的注意，还抨击了她的行为。之后话题不可避免地被引到了双相情感障碍在当今社会中的定义。一个女孩儿插话进来，说道："好像现在每个人都有双相情感障碍，就像在追赶流行。"

大家频频点头表示同意。但这个说法令我无法忍受，我决定站出来给他们做个科普。我说道："我就是双相情感障碍患者。我花了 12 年时间才终于确诊。双相情感障碍并不是什么潮流，它只会给你带来恐惧和日渐衰弱的身体。"

我接着给他们介绍了我写的有关双相情感障碍的博客，还推荐了相关的网站和书籍。我知道普及双相情感障碍还有很长一段路要走。大家总是有自己的想法，提出他们曾经听到过的污名化的言论。但是，你不能因此而放弃改变他们。

在我看来，双相情感障碍永远不会成为一种流行。它是会伴人一生的严重精神疾病，你需要下很大决心才能与它共存，要付出更多时间和努力才能稳定住病情。大家可能认为双相情感障碍让人变得更有意思，在他们的眼中你变得敏感而富有活力，也可能是忧郁而神秘。但是对于承受精神疾病折磨和想要实现或维持情绪稳定的人来说，这些"有趣之处"都会带来伤害。

我们可能不习惯总是跟别人当面理论，或是有些时候情况不允许，或是我们太过焦虑，这些都不是问题。

我们应该如何平和地向大家普及双相情感障碍的知识呢?

• 写博客。博客在普及双相情感障碍方面可以发挥很大作用。如果你不希望陌生人知道你的名字，或者担心家庭或工作会因此受到负面影响，你可以在写博客时保持匿名。通过博客，你能与大家分享曾经经历过的污名化和歧视事件、它们对你的影响，以及患上双相情感障碍的真实感受。

- 写公开信。通过写信，可以让大家了解为什么一些人的言论会伤害和打击到你。信里可以包含双相情感障碍不为人知的一面和较少有人了解的信息。信的内容应始终围绕你的个人感受，而非其他人的语言或行为。只要聚焦于自己的感受，就不会有引发冲突的可能。

照顾好自己的精神健康是对偏见和污名化的最佳反击。即使患有双相情感障碍，仍旧表现出坚强和决心（无论是度过与疾病共存的每一天，或者是任何个人成就），这会证明其他人的错误。

面对污名化时，你应该如何照顾自己？

- 写日记。可以用笔记本、电脑，甚至随便在一张纸上写日记！当你面对可能由污名化或歧视造成的不确定、被孤立或感到压力等情况时，写日记是一个对你十分有帮助的习惯。如果你受到污名化的影响，把它们写下来有助于你消化这些情绪。你也许会找到产生这种感受的原因，并找到应对方法。即使没有任何应对办法，写日记也会成为一种宣泄的手段。把遇到的事情写下来，把这些想法从头脑里清空，自己读给自己听，这对你是非常有帮助的。你也许会忍不住想把写日记的纸撕掉或者扔掉，这都是帮你释放情绪的手段，这么做之后，你会发现那些情绪和经历将不再对你产生任何影响。

- 与人倾诉。与写日记相似，跟一个你信赖的朋友倾诉你的经历也能缓解你承受的压力和焦虑。倾诉的对象可能在过去也经历过某种形式的污名化，他们可以为你出谋划策，理解你过去的遭遇。如果你觉得没有办法跟人当面交流，可是尝试录制视频日记。这与把情绪记在纸上类似，对着镜头说出曾经的经历也会让你感觉轻松许多。表达出情绪要比把它们都压在心里有利于健康。如果你不擅长文字表达，觉得直接说出想法更符合自己的行事风格，那与人倾诉也许是最适合你的解压方式。

- 关注自己的优势。双相情感障碍患者经常认为其他人只看到了自己的精神疾病，尤其是当我们遇到污名化现象并且受到负面舆论攻击的时候。我们要学会不去关注其他人的评价，将注意力集中到自己的优势上。你擅于做什么？你喜欢自己性格中的哪些部分？什么使你区别于他人？我在第四章中提到过积极信念瓶，大家可以从中找到你被自己和其他人喜爱的理由。

面对歧视，你能如何保护自己？

各个国家或地区的双相情感障碍患者拥有不同的权利

在英国，大家一定要了解《平等法》（2010）。这部法律规定了基于他人残疾，包括精神疾病在内，所造成的任何歧视都是违法行为。你要让他人知道双相情感障碍也属于残疾的范畴。《平等法》在以下方面起到了保护作用：

- 工作场合中，你在面临裁员、被解雇甚至应聘新工作时，都会受到保护。面试时，你不需要告知用人单位自己患有双相情感障碍，他们也不能问你相关问题。如果私下不能解决或反对他人的歧视，你可以向劳动法庭提出诉讼。若法庭判定你确实受到了歧视，将可获得赔偿金。
- 购买或租赁房屋。租赁房屋时，可以要求合理调整手续，也就是将租房和其他租赁相关事宜的邮件全权交由亲友处理。如果你因此受到歧视，首先应该尝试私下解决，进入官方的投诉流程。如果这种方法无效，你可以到地方法院进行法律申诉。

- 在商店或保险公司接受服务。
- 使用警察或福利申领等社会资源。

在美国，大家应该关注《美国残疾人法案》（ADA）。这是一部于 1990 年生效的民权法，禁止对包括精神疾病患者在内的残障人士的歧视。该法律旨在保证残疾人与普通人享有同样的权利和机会。它将在以下方面起到保护作用：

- 工作场合中，在雇主需要为应聘者和员工提供合理便利时，你会受到相应保护。你无须在申请或应聘工作时透露自己的精神疾病。即使工作开始前雇主要求你接受医学检查，也只能出于不胜任工作这个原因拒绝雇用你，需要进行合理调整不能作为拒绝雇用的原因。
- 享有州和地方政府服务。
- 在公共场所和商业设施中。

/ 第 八 章 /

保持稳定并乐在其中

维持情绪稳定是双相情感障碍患者不断努力要实现的目标。那应该怎样实现并保持情绪稳定呢？我将在本章为大家回答这个问题。想要实现情绪稳定，通常你需要采取积极行动，做出正向调整。

治愈 vs 控制

"治愈"这个词对不同人而言有不同的含义，很可能造成理解上的偏差。有些人觉得自己永远得不到治愈，这个词对他们来说可能是压死骆驼的最后一根稻草。大家谈到治愈的时候，无形之间已经边缘化了无法得到治愈的群体。

部分人习惯用"治愈"来表达一个过程，而非突出某一个实际的里程碑；部分人会把积极的发展趋势视为某种形式的"治愈"；还有人用"治愈"形容进入稳定状态，不再受到精神疾病症状的侵扰。很多精神健康领域的专业人士用"临床治愈"来形容不再表现出双相情感障碍的患者。

我习惯用"控制"代替"治愈"

我认为控制包含了接受的含义，患者已经不再否认疾病。他们愿意找方法控制所患疾病。这种情况不只适用于双相情感障碍患者和精神疾病患者，同样适用于生理性健康问题患者，比如控制糖尿病和其他慢性疾病都会遇到类似的困难。

最终，我们需要的是自我重建

我不能回到过去重新成为过去的自己，"她"的身影早已模糊。首先，她那时还是个青少年，如果没有精神疾病的影响，会成长为一个截然不同的人。我是不是想成为那个人？对这个问题，我并没有答案。

如果不进步，就会失败。大家都承受了巨大的压力，要恢复健康，重新开始工作和融入社会，成为有用的社会成员。

因此，大家都在关注如何使患者得到治愈，而忽视了帮助那些无法被治愈的人。但"治愈"是精神疾病患者背负的不可能实现的目标，很多病情严重和长期患病的患者都因为无法治愈而成为失败者。为什么不多给那些需要或者希望控制双相情感障碍的人多一些帮助？有人觉得只要我们够努力，就一定能治愈。但对于我们当中的一些人来说，治愈是一个永远都无法企及的目标。

我讲自己的案例不是想给大家打鸡血。我不会突然之间就病情好转，后半生都维持稳定的情绪状态。这是不现实的。我不能假装一切都会变好，不能假装处于治愈的过程中。实际上我并没有朝这个方向发展，我觉得自己可能永远都不会得到治愈。我在努力控制双相情感障碍，接受它成为我生命的一部分。我对治愈双相情感障碍根本不抱希望，它就是会伴随我一生的疾病，我必须接受它的严重性和长期性，接受它就是生活的一部分。我可以选择落魄和痛恨现实，或者也可以通过学习去理解它，并尝试控制它。

如何保持稳定？

这是我们的终极目标，大家都同意吗？找到稳定的状态并在可预期的未来保持住。这是我们的梦想、终极目标和对精神疾病最大的反击。但是实现这个目标需要付出努力、自律，需要悉心照料自己。

- 好好吃药。如果选择了药物治疗，就一定要按时吃药。如果药物确实能帮助你，对实现情绪稳定有至关重要的作用，那么即使在情绪稳定之后也不要停止用药。未经精神科医生的允许，不要擅自减少药量或者彻底停药。擅自行动会引发严重的停药反应，病情甚至会很快复发。我知道当你认为自己病情好转已经持续一段时间或者某些双相情感障碍症状消失时，恨不得马上把所有药物都丢掉，但是这么做之前一定要先和精神科医生沟通。如果你觉得没有问题的话，记得逐渐减少药物用量。万一将来需要重新开始服药，也不要觉得羞愧，我们所有人都时不时地需要额外的帮助。重新开始吃药并不表示治疗失败，反而证明了你对疾病有控制力，并且能足够成熟地发现自己需要帮助。还有部分人可能需要长期服药，甚至整个后半生都无法离开药物的帮助，但这也不值得为之感到羞愧。只要是对你有效的方法，都可以尝试，唯一的衡量标准就是它是否能帮你保持情绪稳定。
- 接受咨询。你可能需要在治疗的初始阶段接受心理咨询，或者长期接受咨询。对心理咨询的需求取决于你对自己患上双相情感障碍根本原因的判断。举例来说，如果你在童年时期有心理创伤，可能想要接受有针对性的心理咨询。咨询能够让我们更加了解心理问题，从而更准确地确定诱因。如果你觉得无法确认造成双相情感障碍的原因，接受心理咨询能帮你找到过去你从未注意到的行为模式。与人交流可以帮助你接纳诊断结果，消化疾病带来的愧疚、愤怒或悲伤。

- 关注重要事件和压力事件。计划，计划，一定要做好计划。我非常认真地强调做好计划的重要性。在事件发生前、发生期间、发生后都要抽出时间思考，判断是否存在造成压力的情况，并做好应对措施。可以跟身边的人商量应该做哪些准备工作，或者与能够帮助你的人，包括伴侣、家人、朋友或者老板，提前沟通、做好安排。

- 预防诱因。尽可能避免诱因的产生。如果酒精是你的诱因，你就需要永远保持清醒。每个人的诱因都不同，如何尽量减少诱因产生的可能呢？制定睡前常规、健康饮食、定期锻炼，简单来讲就是照顾好自己。如果有些时候你觉得这样的日常略显单调，那就要考虑是否愿意放弃稳定的情绪，回到从前那种充满风浪的生活？我肯定不会这么选择。按照这种方式生活，也许你还可以参与一些过去因为生病而无法参与的活动。

- 寻找有治疗效果的抒发渠道。大家应该都有自己的兴趣爱好。它们可能随时间变化，我们也会不断发现新的爱好。爱好可以从很大程度上帮助我们保持情绪稳定。你不必在爱好方面有十分亮眼的表现，它最重要的价值是帮你维持心态平衡。例如，我很喜欢画画，但我肯定不是画得最好的，有些时候我就是随便乱画，没有任何计划。画完的时候，我可能会想自己到底画了些什么！但重要的不是最终成果，而是过程。

- 清楚自己的界限。你要了解什么会引起你的不适。我们都会有自己的界限，跨越了这道界限就会陷入抑郁症或轻度躁狂症/躁狂症。这个界限可能是在生活中承担了太多东西，可能是需要帮太多人解决他们的问题，或者是参加太多社交活动。我对大家的建议是，学会自私。以保证健康为前提的自私是必要的。我们有时需要放假，不再为别人而焦虑。自私并不一定意味着会伤害我们在意的人，而是强调我们应该关注自己，只有照顾好自己，我们才有能力去照顾我们关心的人。我们需要了解自己什么时候要保留"自我时间"，学会拒绝他人，尝试建立一些你和别人都清楚的边界。

- 认识自己的行为。学会辨认预警行为，例如易怒、无法集中精力或者缺少动力。发现这些信号的时候，就该亮红灯了。你需要接受医生或精神科医生的治疗，或者使用本章提到的一些建议。一定要尽快掌握自己的预警行为，也许它们并不代表病情即将发作，但加深对自己的了解总是利大于弊。

- 庆祝自己的成就。成就可小可大，睡了一个好觉是成就，职位升迁也是成就，重要的是，要允许自己为了自己完成的某件事而感到骄傲。情绪稳定带给我们的成就也值得庆祝。例如，我们在情绪稳定时每取得一点成绩，无论大小，都值得被记录下来。把这些纸条放进罐子里，慢慢把罐子填满。当你对情绪稳定带来的影响产生怀疑时，就可以把罐子里所有的字条取出来逐个阅读，它们清楚地记录了一切，你的心情会为之一振，重新找到坚持下去的动力。

- 保证财务安全。轻度躁狂症或躁狂症发病时过度消费的行为会产生严重而深远的影响。双相情感障碍患者中不乏有人遭遇过房屋被抵押、宣布破产和长期负债的情况。财务危机甚至可能导致病情发作。因此，在情绪稳定时，你应该把握机会处理债务问题，比如关注哪家银行的信用卡利率和贷款利率更有优势，等等。条件允许的话，一定要储蓄。万一将来因为再次发病而无法工作，存款会成为你的安全气囊。还可以在电脑和手机上安装网站拦截软件。出现躁狂症或轻度躁狂症的预警信号时，立刻用该软件拦截你平时最常消费的网站，并生成一个随机密码交给信任的朋友保存。

- 寻求线上线下社群的帮助。对于很多双相情感障碍患者来说，互助组是他们的救星，组织的存在让他们不再孤单。即使是情况稳定的时候，互助组也能作为避风港；而当你为了保持稳定情绪而苦苦挣扎时，可以到互助组倾诉这些烦恼。我一直热心参与线上互助组，并且还在寻找新的方法。过去三年，我将线上生活的重心转移到了社交软件上的心理健康社群。社交软件可以给你提供源源不断的支持，重点是看你如何使用它。我已经成功找到了一群人，我在生活中遇到困难时，他们就是我的精神支柱。

制订应对危机计划

控制双相情感障碍从某种意义上来说就是针对危机做好预案。即使我们现在很稳定，病情控制得不错，仍有必要提前做好计划，以备不时之需。但实话实说，制订应对危机的计划并不容易。明明不希望危机发生，却还要制订计划"迎接"它们，这种感觉很矛盾，但通过制订计划，你能够确认当病情严重时你希望事态如何发展，以及需要何种帮助。在危机到来之前，你可以采取以下行动：

- 与医生沟通治疗方案和可以获得的帮助。
- 查询救助和倾听服务热线，记下电话号码和工作时间，以备将来使用。
- 寻求同伴帮助。与有相同经历的人沟通，他们的经验将为你提供解决办法和建议。
- 制作个人护理箱。找一个箱子，放入能帮你分散注意力或者起到放松作用的物品。一定要提前准备好这个箱子，危机发生时很难想到需要什么。使用 Stay Alive 等手机软件能帮你规划如何收纳物品。

做好计划能帮你提前锁定有效的应对措施，保证在危机发生时可以获得恰当的帮助和支持。

与朋友和家人一同制订计划

跟亲近的人一起制订私人版的危机应对计划，也将有助于应对未来事件，还能让家人和朋友意识到，即使你现在状态稳定，未来仍有危机发生的可能。把你们共同的决定记录下来，记住每个人的建议和你们达成的共识：

- 他们如何帮你发现危机预警信号。
- 你希望他们如何帮你。
- 当你无法行动时，他们应该联系谁。
- 你希望获得什么样的治疗，比如不希望住院。

你也许需要一位家庭成员为你代言。我们都不喜欢自己的意见不受他人重视，双相情感障碍患者可能更难获得其他人的注意，或者分享自己的观点和看法。这种时候，代言人是我们的坚强后盾，帮助我们表达观点和期许，并捍卫我们的权利。他们倾听我们的担忧，帮我们争取权利，与外界联系，或者代替我们直接联系他人。病情加重时他们会跟我们一起参加给我们造成压力的活动，比如参加会议和诊疗，并全程支持我们，他们可以：

- 确保我们完整表达了自己。
- 帮忙问问题。
- 帮忙解释我们的观点。
- 保证我们的安全，按时获得休息。

制定事前声明

在病情非常严重时，你可能无法决定自己需要接受何种治疗。这种情况被称为"能力丧失"。为了应对能力丧失的情况，你可以提前制定一份书面的事前声明。你可以让家庭医生、健康协调员、精神科医生或是其他专业医疗人员和你共同制定此声明。这份事前声明中应该包含哪些内容呢?

- 你的治疗倾向，即你希望在哪里接受治疗，家中还是医院。
- 你是否希望护理过程中体现宗教和精神信仰。
- 你的生活习惯，例如喜欢泡澡还是淋浴。
- 你喜欢的东西，例如某种香味，喜欢待在室内还是室外，喜欢的食物，等等。
- 你希望由谁照顾自己的小孩或宠物。
- 你希望由谁处理你的福利和账单。
- 状态不好时你希望怎么办。
- 你不想接受哪种治疗。

　　事前声明必须经过本人和见证人签字。准备好声明后，即时通知你的家庭医生或者心理健康护理团队，甚至可以给他们提供复印件。你还应该在手机上下载健康软件，标注好已经制定事前声明。这种声明是没有法律效力的，除非你再做一个事前决定。决定的内容大同小异，主要包括你的一些希望。当你和见证人共同签署此决定后，它会产生法律效力。只要签署了事前决定，你就有权拒绝某些形式的护理和治疗。

危机卡片是一张可以放进钱包、手包或衣服口袋里的小卡片。卡片上详细记录着你希望在危机发生时获得何种帮助。你可以把卡片和放置位置告诉给身边信任的人。

提前确认对你有效和无效的方案。每个人都是不同的，所以每个人需要的东西也不一样。

重获情绪稳定是不是你想要的结果？

你可能会觉得这种感觉很奇怪，你已经很长时间没有体验过情绪稳定的状态了。生活曾经总是充满了令人绝望的波谷和无比狂热的波峰，已经很久没有在中间停留过。也许你曾经获得过短暂的平静，但这次的情况与之前不同。

稳定的情绪状态可能让你感觉很陌生。我们已经熟悉了生活中充满紧张感、戏剧性、恐惧、愤怒、情绪的高潮和低谷，躁狂症发作带来的狂喜状态没有其他经历可以比拟。我过去也尝试过服药，但完全控制不了躁狂症发作时的心理感受。我说过我不用任何迷幻剂，部分原因就是发病能带来同样的效果。

你可能发现情绪稳定的生活是如此不真实，让你难以适应。

重新获得的冷静和条理性给你带来了全新的感受。感到快乐时，你不必再担心随之而来的疯狂；某些早上醒来你觉得心情稍微有些低落时，也不必害怕抑郁即将袭来。你会发现自己终于可以顺利做成一些事情了，同时又不会过于沉迷或者彻底沦陷。你开始怀疑，是不是这就是正常状态，或者正常状态是否真的存在？健康人的生活是不是就是这样的？

我们很容易去幻想轻度躁狂症和躁狂症带来的甜头；落入这个甜蜜陷阱，停止用药而导致疾病复发也很容易。我真的希望大家都停止这种不切实际的幻想。获得稳定情绪之前的生活不会好。想想过去那些情绪激动的时刻、被毁掉的恋爱、强烈的愤怒、过度消费和偏激而危险的行为。总有一种不祥的预感笼罩着你，不知道在何时严重的精神疾病会再度找上你。

你也许不会一直喜欢这种温暾、单调的感觉。相比彻底的黑暗或光明，最初你眼中的世界略显朦胧，有一些灰暗。但是你知道吗，这就是生活原本的样子。生活不会永远是戏剧化或紧张刺激的。也许这么说有一些老派，但是生活的意义有时就是要安然度过每一天。你需要调整到一种新的生活方式，新的生活里不再充满极端事件。它很平静，甚至有些时候是无聊的。

双相情感障碍对我的意义

　　确诊之后的这些年里，我有机会学习和理解双相情感障碍对我的意义。我明白了自己为什么会出现躁狂和自我伤害行为，意识到压力是最常见的躁狂症诱因。生活和工作中的压力积累，导致了大量的创造性活动、无休止的交谈和没有人能阻止的偏激、过分的行为。最终，我突然感到抑郁症从天而降，并直接把我带入绝望。

　　制定好生活常规并严格执行是非常重要的。常规是我最好的伙伴。我每天都在同样的时间睡觉，设定同样的起床时间。每天晚上我会设置闹钟提醒自己吃药，坐下来计划第二天的各项日程，这么做不仅能给抑郁中的我带来目标感，还能阻止处于躁狂症顶峰时的我过度消耗自己的精力。

　　我习惯于先人后己。天性使然，我喜欢照顾别人，有要照顾别人的需求。我也意识到其实我有时会忽略自己的感受。但为了治病，我必须变得自私一些。过去，相对于解决自己的问题，我更擅于帮别人解决问题。而现在我需要学会掌握平衡，需要先照顾好自己。既然后半生都需要和双相情感障碍为伴，守护精神健康就成了生活中的头等要务。这个结论让我很害怕，因为工作和照顾别人一直都是我生活中重要的组成部分，虽然以后依旧可以这样做，但在帮助别人之前我需要先管理好自己的健康。

我曾经全身心地投入学习如何控制双相情感障碍，以至于没有时间关注剧烈情绪波动对身边人的影响。我知道自己有些时候很难相处，我的情绪会变得非常难以预测，这给我的家人和丈夫都带来了困扰，有些时候他们需要非常谨慎地对待我。我在努力留意自己的情绪变化，经常为自己的病情感到自责，觉得自己成了身边人的负担。尽管有时我确实是一个包袱，但我知道大家不会因此而憎恨我。我一直努力用最坦白和真诚的态度与身边人交流。

对我来说，把情绪记录下来比说出来更加容易。我有定期写博客的习惯，这已经成为一种治疗行为。我用写博客的方式抒发无法用语言表达但是需要大家理解的情绪。我的丈夫和家人都通过读我的博客对双相情感障碍有了更深层次的理解。我们之间的关系因此变得更加牢固，他们现在更有信心做我更坚实的后盾。

我正逐渐接受一个想法，即想要获得健康并不自私，我不用永远为错误的行为负责。我能做到的是加强对这个疾病的了解并传播给更多人。无论我的健康状况如何，家人、朋友和丈夫都会给予我无条件的爱。我无法改变自己的病情，一直隐藏它只会让我精疲力竭。我下定决心，无论坦诚有多么困难，我都不会再掩藏。

诚实面对自己

诚实是我经常会提到的一个话题。我习惯于认为自己是个诚实和直接的人，因为我的诚实，身边的人也同样诚实地对待我。这是一种互相的尊重，如果我诚实待你，当然会希望获得相同的回应。然而，我始终在逃避一件事——诚实面对自己。在面对自己头脑中的情绪时，我反而做不到诚实。有些时候，我们不敢直视某种情感，害怕一旦面对它，就会被卷入其中。对于双相情感障碍患者来说，这种态度是非常不健康的。

几年前，我曾经历一次严重的抑郁症发作。那是目前为止我经历过的时间最长、情绪最低落的一次病情发作。每个人都有需要依靠哭泣释放情绪的时刻，原因可能是生理疼痛、悲伤、失意、分手或者经历了糟糕的一天。你会失控大叫、痛哭流涕，但这一切结束后你会发现自己得到了解脱，不仅情绪转晴，而且重新获得了充沛的精力，准备好去迎接下一个挑战。直面内心原始的冲动，让我们能够在遇到困难时迎难而上。

回到那次的抑郁经历，我发现自己很难哭出来。这对于一个患有抑郁症的人来说非常奇怪。我为自己找过不少借口，比如我很坚强，不需要哭，可能是服用的药物对情绪产生了抑制作用，身边的人不想看到我哭哭啼啼的可怜样，或者哭是对自己的放纵。但这些都只是谎言，我一直在欺骗自己，拒绝用健康的方式面对精神上的疾病。

我哭不出来，有些东西在阻止我，我也不想知道这些阻碍到底是什么。我害怕哭泣，害怕情感的释放。我担心一旦开始哭，某道防线就会被冲垮，我会失去控制，不知道该拿自己怎么办。我希望自己保持坚强，不向双相情感障碍低头。最后在圣诞节的时候，情绪积压到了顶点，我再也无法压抑糟糕的感觉，眼泪决堤一般涌了出来，同时爆发的还有压抑在我心中的所有负面和痛苦的情感。

我逐渐意识到应该听从自己内心的想法，要直面问题、诚实面对自己、直面当下的感受。这么做可能会很痛苦，但会让我更快恢复稳定，还能更加了解自己。

你是否被双相情感障碍定义？

双相情感障碍当然是我生活中重要的组成部分。我经常谈到它，因为我迫切希望能提高社会对精神疾病的认知，为精神疾病的救助服务募集更多款项。精神疾病在这些方面的发展程度远远落后于生理疾病，这是不公平甚至带有歧视色彩的，所以我认为我应该承担责任，为无法发声的人站出来。我每天都会想到精神疾病的问题，为了保持情绪稳定和健康，我承认我不得不这么做。然而，这并不表示我要被自己所患的疾病定义。

精神疾病只是我人生的一个侧面。我还是个宅女，喜欢电子游戏、科幻小说和动漫。我正在创作一部科幻小说。我很喜欢创作，无论是雕塑、素描还是油画，都是我的爱好。我还是素食主义者，每当看到北极熊的照片时我都会激动得落泪（我真的控制不住！），我相信未来社会会更加平等。我还自学了呼麦。

有朋友或家人告诉你他们患有精神疾病时，你对待他们的方式应该与之前保持一致。未来，你跟他们对话的主题不应该只围绕疾病。他们依旧有自己的特点、性格、希望、梦想、兴趣和爱好。他们不应该成为"倒霉的人""让人尴尬的人"，甚至是"怪人"。你也不应该因为不知道该说什么或者要如何面对他们的疾病而拒绝与他们往来。

学习和了解疾病能够帮你获得解脱。你会发现疾病其实可以被控制，它不会彻底吞噬你的生命。精神疾病不会成为生活的全部。与他人分享知识，其实是给他们提供了透过疾病看到你原本样子的机会。

打破沉默：勇敢为自己发声

有太多双相情感障碍患者处于沉默之中，他们对朋友、家人、工作、医生甚至自己都保持了沉默。打破沉默就像是世界上最困难的事情。只有不再对双相情感障碍保持沉默，你才能获得真正的解脱和能量。将自己的故事与他人分享，即使只是告诉一个人，都会让你获得如释重负的感觉。与别人分享痛苦的经历会减轻你承受的压力，它带来的积极影响是保持沉默无法实现的。

然而，并不是每个双相情感障碍患者都能够打开自己。我们可以依据自己选择的对象分程度分享我们的经历，不是所有人都需要强迫自己直接面对所有人，我非常清楚自己的界限。也许跟别人分享这本书是你打开自己的方式，或者你更喜欢跟某个人讲述你的经历，这些都没有问题。如果走出来寻求帮助和支持是你的方式，那简直太好了，我愿和你一起庆祝你的勇敢！我会给你带蛋糕的。尽管我们患有一样的疾病，但每个人都有不同的性格。打破沉默的意思是你按照自己的意愿，想说多少就说多少。这不是一场比赛，大家不用跟每个见面的人都讲一遍自己的经历。做你认为正确的事情，你会发现它不仅会改变你的生活，也会改变那些你爱的人。

坚持去表达，无论话题是否相关。双相情感障碍不是一个轻松的话题，仅是挑起关于它的对话都难免让人感到尴尬或者惶恐。在谈话中突然提到双相情感障碍之类的字眼可能会显得突兀，对没有相关病症的人而言，这完全是陌生的领域。有时，你可能需要先判断一下聊天的气氛和与你交谈的人的心情，如果时机不对，这个话题可能会让他们大吃一惊，甚至不再跟你联系。另外一种可能是他们会陷入沉默，装作没有听到你说的话，再随便换个话题。有时你能看到他们对接下来对话内容的恐惧。但我们要知道，这一切都是为了真诚地交流和向他人普及双相情感障碍。我会问他们："双相情感障碍的哪一点让你们觉得害怕或者困扰？"或者"我们的对话为什么会让你不舒服？"如果让对话就这样无疾而终，我永远也不会知道答案。

亲密的假象：别被双相情感障碍迷惑

双相情感障碍是不是你一辈子的好朋友？它有些时候可以控制我们，让我们按照它的方式做决定，影响我们的亲密关系，阻止我们做想做的事情。但另外一些时候，它又不仅仅是疾病，它会成为我们的生活，或者说，成为我们最好的朋友。

双相情感障碍以出其不意的方式影响我们的思维，成为我们生活的核心。它会变成我们最好的朋友。它会成为我们最亲密的伙伴，陪我们去任何地方。它会跟着我们一起参加聚会、家庭活动、上学或工作。它不会一直保持沉默，而是会在我们的耳边小声说"不会有人爱你，你办不到"。它希望成为我们最好的朋友、唯一的朋友。

然而问题是，双相情感障碍成为你最好的朋友，其实是为了控制你。它会分散你的注意力，让你完不成任务；还会疏远你和家人、朋友之间的关系。它希望你孤独，这是它的真实目的，因为这样你的生命中将只剩下它。如果不加反抗，它将彻底掌控你的生活。

你必须及时发现双相情感障碍希望成为你最好朋友的苗头。我经常把双相情感障碍挂在嘴边，因为我并不想隐瞒自己的病情，也希望人们能更轻松地谈论这个话题。每当发现自己陷入负面的内向情绪时，我都会反思自己的行为，检查自己是否过度思考、妄想或者纠结自己的感受。负面情绪会不会促使双相情感障碍占领我的生活？每当这种情况出现时，我都会停下脚步，重新审视自己。

没有人想生病。我们都希望保持健康和情绪稳定。但是有些时候双相情感障碍喜欢跟我们开玩笑。它会让我们认为自己注定要患上精神疾病，而这种思维会不断加深我们与双相情感障碍的"友谊"。每一个人都值得拥有一个真正的好朋友，他会支持和鼓励我们，当双相情感障碍告诉我们没有人爱我们的时候，他会给到我们相反的答案。

/ 第 九 章 /

我能如何帮你？——给
家人、朋友和照护人的
实用建议

本章内容主要是写给大家的家人、朋友和照护人的，鼓励身边你爱的人都来看看这一章吧！

有人觉得双相情感障碍是一个沉重的话题，但事实不必如此。遭受精神疾病困扰的患者可能只需要一些细微的帮助，就能渡过难关。大家现在可能没有意识到，其实你们已经拥有了帮助他们的办法。

你可以从很多方面帮助和关心他人。没有给他们提供有形的帮助并不代表你付出的精力更少或者帮助他们的方式更轻松。你可以从以下方面帮助患有双相情感障碍的亲人或朋友：

· 提供情感支持。

- 保证他们的安全。

- 鼓励并帮助他们寻求专业帮助。

- 帮助他们应对并接受诊断结果。

- 鼓励其他家人和朋友一起帮助他们。

- 帮其他家人和朋友了解双相情感障碍。

- 陪他们一起看医生或者成为他们的代言人。

- 提醒他们吃药。

- 为他们做饭、打扫房间。

- 帮他们打理财务问题。

为了帮助身边人，你首先需要学会识别双相情感障碍的预警信号。你可能会发现，当他们处于抑郁、轻躁狂或躁狂状态时，相关信号更加明显，其实主要是因为你看到了他们的行为变化。你会发现，有些信号可能指示了多种情绪问题，所以刚开始时很难判定即将发作的是哪种疾病。以下是一些指示抑郁症的信号：

- 行为方式改变

- 性情更加内向

- 易怒

- 效率降低

- 突然不想工作或不想上学

- 做事的动力消失

- 丧失对社交活动的兴趣，对原有的爱好也提不起劲儿

- 外表发生变化或不再关心自己的外表

- 食欲发生变化

指示轻度躁狂症或躁狂症的信号：

- 行为方式改变，包括举止异常

- 倾向于做有危险的事

- 食欲发生变化

- 外表发生变化

- 睡眠减少

- 注意力下降

- 易怒

- 话密且多

即使没有发现这些信号，也不要太过自责。双相情感障碍毕竟是一种疾病，你对身边人最大的帮助就是在病情发作时陪在他们身边。你可以跟他们讨论观察到的信号，共同寻找他们的发病信号。一旦你发现了一些异样的行为，一定要告诉他们，

这些信号能在未来帮助他们判断抑郁症、轻度躁狂症或躁狂症是否即将发作。掌握、识别双相情感障碍的诱因和发现预警信号一样重要。你们可以一起商量你能如何帮忙控制或者避免诱因出现。

看到有人患有双相情感障碍，或者说其他任何疾病，我们都希望他能尽快康复。我们是出于好意和关心，但是这个想法也许会伤害到患者。

我需要在这里强调，对于双相情感障碍这个疾病，跳过过程直接预计结果绝不会带来任何好处。照顾双相情感障碍患者是个漫长的过程，会耗费很大心力，尤其是你还需要时刻担忧并关注各种预警信号。这种担惊受怕的状态不但对你的健康不利，也不是支持患者的最佳方式。不要把每一个突然的情绪变化都当成发作信号。我们都知道患者可能经历了一系列情绪变化，但仍可大体维持情绪稳定。一次出格的行为不是告诉我们要准备应对情绪全面爆发的信号。你需要给予双相情感障碍患者一些信任，相信他们了解自己发病的诱因和预警信号，不要对你看到的每个行为和情绪变化都抱有质疑。控制双相情感障碍的重中之重是保持平衡。如何能找到平衡？一定要多交流。

我该说些什么?

家人、朋友和护理工作者需要理解身边双相情感障碍患者遇到的困难。认真倾听他们说的疾病给他们造成的影响,阅读相关文章,参加互助组,这些都能帮你增加对疾病的理解。与他们分享关于双相情感障碍的简单事实,让他们觉得自己的倾诉被人听到了,更重要的是,让他们看到有人能理解自己。先去倾听,之后用自己的语言把听到的信息反馈给他们。你可以用很多方式来回应,不需要很复杂或者很学术,不需要向他们证明你非常了解双相情感障碍,这并不重要。交流的关键是让他们知道你在认真倾听。每个双相情感障碍患者对疾病的体会都不同,某些症状让他们受到了更多困扰。一定要开诚布公地和他们交流,让他们感受到自己获得了支持和接纳。你可以说:

"我知道你的意思是……"

"我知道你现在很痛苦。"

"抑郁和绝望的感觉一定让你非常难受。"

"感到这样易怒和焦躁,一定很不好受吧。"

他们希望听到你认同他们遇到的困难,知道有你的支持对他们而言非常重要。你并不需要尝试治愈他们。双相情感障碍患者的最终目标是情绪保持稳定，而这是漫长的过程，可能需要花几年的时间，不是一朝一夕的事。双相情感障碍患者需要的只是你在他们的背后，向他们证明他们拥有你的爱与支持。接受他们患病的事实，在他们与疾病对抗的时候始终陪在他们身边，这些都是向他们证明你在支持他们的好办法。

我的爱人吉米想要与大家分享他和双相情感障碍患者共同生活和维持亲密关系的感想：

"站在伴侣的角度，我必须强调，沟通是最重要的。当你觉得对方情绪过于高亢或者过于低落时，都要立刻询问他们的状态。我曾经很长一段时间没有注意到躁狂症或轻度躁狂症发作的信号。我以前觉得如果对方只是单纯地对某件事感到兴奋，这个时候我提出质疑，反倒会破坏气氛。但现在，每当她说'我们出去喝酒吧'，无论我有多想陪她出门，都会先询问她的精神状态。这样做意味着我有时会对她的正常行为提出怀疑，但我宁愿这样，也不想错过任何重要的信号。

"关于性欲的交流非常重要。在情绪没有稳定之前，她的性欲也在不断波动，可能持续几周没有需求或者需求强烈。这对我来说有时是好消息，有时是考验。尤其是在她的低潮期，我会质疑是不是我的原因导致她没有欲望。所以，跟对方沟通非常重要。

"我还学会了提醒她吃药。有一次因为快到吃药的时间，我便暂停播放电影，等到她吃完药才肯继续看下去。我不希望她因为看电影而错过吃药！我有些时候可能会比较烦人，但只要能让她吃药，我完全不在乎！

"我还能举出很多例子，但都在说明一件事：沟通！沟通！沟通！"

如果你担心身边人的健康，该如何帮助他？

- 询问他感觉如何。很简单，对不对？如果你发现他有异常表现，就按照你的直觉，去问问他的感受吧。你希望获得的答案不是简单的"我没事"，你要跟他在放松的状态下沟通，可以一起去喝点东西，或者散散步。把你的担心和看到的他的变化都告诉他。

- 一段时间没有联系，主动打电话或发信息。他可能因为跟情绪对抗而孤立了自己。当知道有人在关心他时，他很可能会愿意交流。

- 告诉他你是他的听众。他开始跟你倾诉。接下来你该怎么办？答案是倾听，给他足够的空间去倾诉。一定要耐心聆听并重复重要的信息，用自己的话总结你听到的信息，以此证明你在认真倾听并且理解他的诉求。

- 分享自己的经历。也许你或者你认识的其他人也经历过困难时期，跟他分享这些经历，会让他觉得不那么孤单。

• 不要让自己成为谈话的中心，或者一直谈自己的经历。你可以分享自己的经历，但要避免因此忽略身边人的情绪。你们的对话终究是围绕对方展开的，是为了了解对方的感受，让你更加清楚他的情况。

破冰语言

"我发现你最近不怎么爱说话，有什么烦心事吗？"

"我发现你最近不在状态，想不想聊一聊？"

"最近都没收到你的消息，想看看你是否需要任何帮助？"

"有没有需要我帮助的地方？"

"要不要一起喝杯咖啡，聊一聊近况？"

"你可以随时来找我聊天。"

我怎样才能帮到他们？

你不需要治好他。处在绝望中的人不需要你跟他说"去洗澡吧""去跑步吧"或者"喝点甘菊茶吧"。人总是希望解决问题，但有些时候问题就是没办法彻底消失。如果你不是医疗专业人士，那就待在他身边，跟他聊天，倾听他，这些就是你能提供的最好的帮助。

我的母亲曾经努力想要"治愈"我，但随着时间一天天过去，她意识到帮助我的最佳方式是：

"一个患有双相情感障碍的女性的母亲，这个身份对我来说有很大挑战！作为一个母亲，你肯定希望自己的孩子快乐、健康，享受生活，不会因为情绪波动、异常行为、愤怒或悲伤而把自己与社会隔绝。但我的女儿就是这样，而且有很多年我不知道她为什么会这样。当我的女儿在 2012 年被确诊为双相情感障碍时，从某些意义上讲，对我们是一种解脱。经过那么多年跟她的情绪波动和异常行为对抗，我们终于得到了答案。

"确诊意味着开始跟女儿和双相情感障碍共同生活。我小心翼翼地跟女儿交流，那时我并不知道要如何面对这种疾病。随后，我开始陪女儿参加双相情感障碍的互助组，在那里我意识到我的女儿仍旧是我的女儿，只不过她得了双相情感障碍这种疾病。

"最困难的是她病情严重，生活的方方面面都对她构成挑战的时候。我最想做的就是让她赶快好起来，让她头脑里那些讨厌的东西快点离开。我了解到帮助她最好的办法是从生活中的小事出发。我帮她打扫家里的卫生，跟她和她的丈夫沟通交流，始终用真诚的态度面对她，最重要的一点是告诉她，她很特别，我们都爱她。

"我学会不再那么小心谨慎。我跟女儿的关系变得更加亲密，我们彼此都很坦诚，我也不再担心因为自己说了些什么而让她失落或生气。凯蒂还是凯蒂，是我美丽、聪慧、迷人、热情、善良和体贴的女儿，她只不过患有双相情感障碍而已。"

除此之外，你还能为他们提供哪些具体帮助？

- 帮他们写下问题。比如当他们需要去看医生或者参加权益听证会的时候，你可以帮他们列一个问题清单。与不良情绪对抗时，他们很可能无法集中注意力，思维也很混乱。和他们一起列一个问题清单，按照问题的重要程度，把最重要的问题放在最前面。

- 与他们一起整理书面文件。保证各种书面文件,包括账单、医生信函、重要的治疗笔记和药物处方等，都妥善保存在随手可及的安全位置。帮他们做好文件整理分类，方便他们能轻松找到需要的文件和掌握自己的日常开支。

- 帮他们处理生活细节。包括带他们去购物、帮他们带小孩或者安排看护、帮他们打扫家中卫生和处理其他日常工作。当他们感到紧张或焦虑的时候，你可以开车带他们去看医生，或者陪他们一起乘坐公共交通工具。

- 陪他们一起去看医生。除了带他们去看医生之外，有时陪他们一起接受问诊也能帮到忙。我发现有人陪同问诊是非常有必要的，因为即使做了笔记，我也经常发现自己会忘记一些重要信息。疾病发作时，我很难完整表达自己的感受。这时有了解我的人陪伴在身边会让我感受到情感上的依托。他们的存在也能为家庭医生或精神科医生提供另外一个看问题的视角，有助于做出诊断。他可能认为一切都很正常，但你发现了一些异样。把你的想法告诉专业医护人员不仅能让你不再担忧，还能保证你在乎的人接受正确的治疗。

- 自主调研。查询关于双相情感障碍和治疗选择的更多信息，不仅能帮助身边患病的人，还能帮你更了解他们，知道如何帮助他们。拿着收集到的信息跟他们一起分析，讨论可供他们选择的治疗方案，如此充分交流可以帮助他们确定最有效的治疗方案。

以下是我父亲讲述的他作为一个患有双相情感障碍女性的父亲的心得体会，以及他这些年来的经验：

"从凯蒂出生到她两岁的这段时间里，她就像是我的天使，作为父亲，从那时开始到现在，她都是我的骄傲。大概从两岁起，她的性格开始发生改变，坦白讲，我当时认为这是很好的现象，因为我始终希望孩子成长为具有独立人格的大人。

"之后我们的小儿子汤姆出生了，那年凯蒂 6 岁，汤姆还小，需要我们花更多时间去照顾。同时，我们还是其他孩子的养父母，让失去家庭的儿童体会到家庭生活的温暖也占用了我们部分精力。现在想想，凯蒂当时应该感到很迷茫，她在兄弟姐妹中排行中间，还要照顾我们领养的其他小朋友。我那时没有给她足够的关注，在我看来她就是个安静的小孩。可是现在回头看，我认为她是在自我封闭。

"我真正意识到她的不同之处是在她上中学之后，但是我并没有觉得她有任何异常，因为我始终认为，即使到现在也认为，每个人都有自己的个性。凯蒂在学校里表现很好，以优异成绩毕业，还考上了大学的创意写作专业。我很为她高兴，也非常支持她的选择，我知道她在语言和艺术方面具有创造力。凯蒂觉得大学课程太难了，我并不知道她决定休学背后的真实原因。她回到了家里，我们尽最大可能给予她支持。她经历了很多精神方面的问题，有一次严重惊恐发作，我们还叫来了救护车。最终她被确诊为双相情感障碍，我们在震惊的同时也长舒了一口气，因为她所有与众不同的行为终于有了解释。我花了一段时间才终于理解，双相情感障碍患者不可能马上摆脱消沉或者振作起来——双相情感障碍的影响要更为严重。为了帮助凯蒂，我不断地学习双相情感障碍相关知识，也许听起来平平无奇，但我最大的付出就是陪在她的身边一同经历每次情绪的波动。最后，我能做的只是告诉她，她是一个非常具有创造力和同情心的人，我为自己是她的父亲而感到自豪。"

当我关心的人患上了抑郁症，该怎么帮助他们？

一定不要过于严厉。生病不是他们的原因，他们无法控制自己低落的情绪，不能靠自己的力量振作起来或者恢复正常。如果你从未经历过抑郁，就很可能会误解他们，而且会相当困惑。批评他们起不到任何帮助作用，他们很可能已经非常厌恶自己的状态，对他们施加压力只会让他们感觉更加低落、被孤立和毫无价值。

没有必要帮他们做所有事。看到一个人深陷抑郁症的泥淖之中，你很可能会在恻隐之心的支配下替他们做所有的事。当然，大家都在不同程度上需要帮助，但你们需要牢记，一定不能让他们对你产生彻底的依赖。你要鼓励他们自己照顾自己。你可以跟他们一起打扫房间，或者帮他们买菜，让他们自己烹饪健康的饭菜。与他们沟通需要哪些方面的帮助，以及他们自己可以完成哪些工作。

很多时候，他们不是真的需要同情，只要让他们感觉到一旦他们需要，你会随时出现，这就足够了。你不需要永远提供答案。与他们保持联系、做他们的听众已经能发挥很大作用。

一旦自杀倾向开始作祟，他们可能会突然变得很平静，甚至表现出开心的情绪。这是他们计划自杀的一个重要信号。如果身边的人一直处于严重抑郁状态，但是一夜之间他们看起来康复了，你一定要提高警惕。一个人一旦产生自杀的念头，并且已经计划好在何时、何地、采取何种方法实施该计划，他很可能会突然觉得轻松下来。他们甚至会因为做了决定，并且知道何时去执行决定而感到解脱。如果你关心的人曾经告诉你他有自杀的计划，死亡的念头占据了他的头脑，或开始为自己身后事做安排，那他必须马上接受帮助。

他们患有精神病，该如何处理？

首先，你需要保持冷静，温和地与他们交谈。不要惊慌。与他们沟通时，尽量让他们处于放松和舒服的状态。当与你交流的人讲话毫无逻辑时，你很容易生气上头，想要跟他们好好对峙一番。一定不要这么做。他们当下的感受对他们自己而言非常真实。质疑他们的感受只能让你与他们之间的距离越来越远，一旦触发他们的偏执情绪，就很可能会导致他们妄想。尝试鼓励他们打开自己，只有这样你才能更好地帮助他们。尽全力去倾听和理解，你不需要同意他们的意见，尤其是当他们说的话完全没有逻辑时，你也不需要完全搞懂它们。千万不要逼得太紧而使他们产生妄想，这只会让他们的情况更加糟糕。

关注他们的感受，而不是他们说话的内容。观察他们是否存在特定的情绪，比如愤怒、悲伤、担忧、害怕、焦虑或偏执。在与他们对话之后，你的注意力很容易被他们说的内容吸引，然后会开始纠正他们的观点或者跟他们理论。但这样做是没有意义的，你没有办法跟他们证明妄想其实是假象，他们的心绪让他们没办法正确聆听、理解或进行逻辑思考。因此，你要做的应该是给他们创造安全和稳定的感觉，逐渐引导他们走出困扰他们的情绪。

尊重他们。不要对他们的行为过于严格要求，也不要过度保护。你也许觉得自己懂得更多，告诉他们该如何做更能帮助到他们。但这样做经常会引发你们之间的意见分歧，你应该在一定程度上尊重他们的意愿。比如，如果他们希望在家接受帮助，不想住院，只要他们没有对自己或其他人构成危险，你就应该满足他们的要求。共情表达也会让他们看到你的关心和理解。例如，他们在因为听到或看到的一些东西而感到难受时，告诉他们如果同样的事发生在你身上，你会作何感受。设身处地为他们着想，会大大减轻他们的孤独感。

除此之外，你还可以直接问他们是否需要你的帮助。他们可能不敢离开房间，或者正在经历的精神病性症状太过剧烈，以至于无法正常生活。根据我的经验，病症发作时我会感觉仿佛其他事情都不再重要，我很难照顾好自己。你可以问问他们是不是需要你帮忙买东西、做饭，提醒他们睡觉、吃饭、洗澡，或者最简单的，你可以给予他们你全部的注意力和耐心，聆听他们的想法。

以下这些表达都能帮到他们：

"脑海里的尖叫声一定让你非常害怕吧。"

"你看上去很好，还有没有我能帮到你的地方？"

"我无法理解你说的话，你想告诉我的事情让我觉得困惑和沮丧。但是你看起来处理得还不错。"

躁狂症或轻度躁狂症发作，该如何处理？

一定要在发作前制定好应对方案，因为情绪稳定时，他们更容易接受别人的意见，对自己患有的轻度躁狂症或躁狂症控制力更强，认知也更客观。你可以检查他们的工作任务和负责的所有项目，如果你觉得他们承担了太多的责任，可能压力过大和过劳，并最终导致病情发作，一定要向他们表达你的想法。提出建议时，态度应保持平静和温和，不要让他们认为你过度保护或过于严格。同样，为了帮助他们保持健康状态，你可以监督他们执行生活常规。监督他们按时吃饭和睡觉都能帮他们维持良好的状态，或是在轻度躁狂症或躁狂症发作结束后保证身体仍相对较为健康。

病情发作时，你可以参与他们的工作。例如，当他们感觉有灵感涌现时，你就参与到他们的创作之中。这样一方面能证明你对他们的想法感兴趣，另一方面你还可以把握他们花在此项任务上的时间。需要强调的是，不要强迫他们停下来，应该提醒他们一天里还有其他事情要做，或者提醒他们不要忘了吃饭、睡觉和照顾自己。病情发作时，你也许需要替他们管理金钱。可以提前做出安排，比如在他们的手机或电脑上设置网络拦截软件，密码由你保管。这样能避免他们在最常消费的网站上花太多钱。你也许需要没收他们的信用卡或者帮忙管理他们的银行账户。他们需要用钱之前必须先征求你的同意。也许你觉得这样做好像把他们当小孩一样对待，但请相信我，等病情过去之后他们会为此感谢你的。

最困难的地方

病情非常严重时，他们的行为可能令人难以接受，你不能理解他们的行为，根本无计可施。躁狂症或轻度躁狂症发作时，他们的行为经常不受控制，可能让你觉得十分尴尬。他们会在你和其他人身边做出奇怪的举动，他们的行为还可能令人伤心或带有攻击性。你应该跟他们好好交流这些感受，不要让其恶化成彼此之间的芥蒂。但是，你要斟酌是否应该当时当场跟他们沟通，他们处于躁狂或轻躁狂状态时，可能不会听你说话或进行正常思考，事实上，他们基本不会听你说话，也完全不能理解你的观点。所以最好还是等他们情绪稳定后再沟通。把你想说的话记下来，确保之后不会忘记他们当时的行为。记下感受还能帮你更好地疏解自己的情绪，让自己不至于崩溃。你要冷静地跟他们沟通他们的行为、语言带给你的感受，试着不要去评判或者太较真。要知道他们是因为受到精神疾病的影响才会做出这些事情，他们并没有意识到自己会让你如此沮丧或忧虑。你应该跟他们解释这些行为和语言对你造成了哪些影响，不要概括或者指责他们的行为，相反，把视角聚焦在自己身上，着重与他们强调你当时的具体感受。

他们受到幻想或妄想的影响时，可能会对你不理解他们的行为感到非常气愤、烦躁或困惑。记住，即使他们行为乖张、话语刺耳，你也一定要保持冷静。让他们知道你不同意他们的想法，感知不到他们看到或听到的东西，但是你能理解对于他们来说那些都是真实存在的。

你可能会感到痛苦和无力，每个人的承受力和能力都有上限。有时，你可能比他们更早一步发现他们生病了，但他们不相信自己需要帮助。他们可能会拒绝你，甚至说一些让你伤心的话。这时，在他们情绪稳定时你们共同制作的预警信号列表就会发挥作用，成为你们之间沟通的依据。

他们在痛苦时，很可能把身边的人当成出气筒。如果他们在刻意疏远你，你完全可以觉得沮丧。但要记得他们为什么会有这些行为——因为精神疾病，他们需要跟痛苦的心境和情绪对抗。如果你们之间相处得太辛苦了，你可以离开一段时间。要是你担心自己离开后他们可能会有危险，可以叫其他朋友和家人来帮忙。跟有过相似经验的人交流能帮你缓解压力。

我的哥哥詹姆士这样描述我发病时的行为对他的影响：

"我是凯蒂的哥哥，也是一个习惯解决问题的人。我一旦发现了问题，就会尝试解决它，并提出解决方案。根据我的个人经验，双相情感障碍和我的这种思维模式并不兼容。双相情感障碍绝不是听听别人的建议就能解决的。正因如此，作为双相情感障碍患者的亲属，这种体验让我感到十分痛苦。

"我的妹妹刚被确诊为双相情感障碍时，我满脑子的想法都是想要治好她，这给我们两个人都带来了巨大的压力，之后我意识到这种压力主要源自我对于双相情感障碍的无知，以及我的无知对妹妹造成的影响。我很难分辨哪部分凯蒂受到了疾病的影响，哪部分凯蒂是真实的她自己，所以我时常不知道该如何面对她。我开始痛恨这个疾病，逐渐地也开始痛恨她，因为我不能按照我想要的方式去帮助她。最后便产生了无力感。

"过去这些年来，我学会了换一种角度思考凯蒂和双相情感障碍。随着我越来越了解这种疾病和我妹妹，我学会不再用二元论看待二者，我逐渐把双相情感障碍看成她个性的一部分。我学会不再给她提供解决方案（尽管有时还是控制不住我自己）。我发现我能给她最好的支持就是让她知道，在她需要我的时候我会始终陪在她身边，把她当成正常人对待，而不是双相情感障碍患者。"

他们不想接受帮助怎么办？

有些时候他们可能明明已经生病了，但是自己没有意识到或者拒绝接受帮助。虽然不能强迫别人接受帮助，但是我们可以一直在背后支持他们。强迫他进行沟通和接受帮助只能摧毁你们之间的关系。如果他已经成年，你不能强迫他做自己不想做的事。最终，是他要为自己的行为承担责任，并做出决定。非要强迫他跟你坦诚相待，只能让他感到不适甚至逆反。

你可以鼓励他寻求帮助，但一定不要过于强势。等他做好准备之后，你可以给他提供去哪里或找谁看病的信息。告诉他你会一直陪着他，支持他。让他知道你非常担心，但是你不会让他做他不喜欢的事情，选择权还在他手中。

如果你非常担心他的情况，那就鼓励他去获取帮助，鼓励他给自己的心理健康团队（如果有的话）打电话，跟医生预约问诊或者去附近医院的急诊就医。如果他感到异常情绪过于严重，还可以拨打求助电话。

照顾好自己

照顾精神疾病患者十分耗费心力，你必须先保证照顾好自己，一定要给自己留出时间和精力。你首先要保证自己的健康才能为别人提供帮助，毕竟这种经历对你来说也是一个考验。如果你没有照顾好自己，很可能会对你照顾的人产生厌恶的情绪。即使对方是病人，你也有权表达自己的真实感受，跟他们真诚地沟通甚至还能增进你们之间的关系。

适时休息。照顾患有双相情感障碍的亲人很可能让你不知所措。给自己留出一些时间充电能帮你减少压力，再度充满干劲。跟信任的人聊聊自己的感受会让你感觉好很多，或者可以尝试寻找其他跟你具有相似经历、需要照顾别人的人。就像我之前提到过的，一定要知道自己的能力界限。你能提供的帮助只有那么多，接受帮助的人仍然需要为自己的疾病承担责任。你需要对自己能提供的帮助和能贡献出的力量有实际的认知。大多数时间里，你需要做的只是陪伴和倾听，不一定要做出什么大动作来证明你的价值。

双相情感障碍是一种复杂的严重的慢性疾病。生病以来我学到的人生经验让我成为更好的自己，以下是我的心得：

- 及时休息
- 我不能控制所有事，我不需要完美
- 疾病需要通过服用药物、接受心理咨询和变化生活方式的方法进行综合治疗
- 通过自我认知，提前扼制疾病的发作
- 在需要帮助时学会依赖别人
- 珍惜友谊和亲情
- 真诚、开放地与家人和朋友交流
- 为自己的健康负责

/ 参 考 资 料 /

Ghaemi, S.N., Boiman, E.E. and Goodwin, F.K. (2000) 'Diagnosing Bipolar Disorder and the Effect of Antidepressants: A Naturalistic Study.' *Journal of Clinical Psychiatry*, 61(10), 804–808. Accessed on 03/06/20 at www.psychiatrist.com/JCP/article/Pages/2000/v61n10/v61n1013.aspx.

Goodwin, F. and Redfield-Jamison, K. (2007) *Manic-Depressive Illness: Bipolar Disorders and Recurrent Depression*. New York: Oxford University Press.

McManus, S., Bebbington, P., Jenkins, R. and Brugha, T. (eds) (2016) *Mental Health and Wellbeing in England: Adult Psychiatric Morbidity Survey 2014*. Leeds: NHS Digital.

National Centre for Mental Health (2017) *Bipolar Disorder, Pregnancy and Childbirth. Information for Women, Partners and Families*. Accessed on 12/12/19 at www.ncmh.info.

National Institute of Mental Health (2017) *Prevalence of Bipolar Disorder Among Adults*. Accessed on 02/02/20 at www.nimh.nih.gov/health/statistics/bipolar-disorder.shtml.

Time to Change (2015) *Attitudes to Mental Illness Research Report*. Accessed on 29/01/20 at www.time-to-change.org.uk/media-centre/responsible-reporting/violence-mental-health-problems.